气正筋柔除百病

陈志军指针疗法效验录

陈志军　张敏志　著

学苑出版社

图书在版编目（CIP）数据

气正筋柔除百病：陈志军指针疗法效验录/陈志军，张敏志编著 . —北京：学苑出版社，2021. 1

ISBN 978 - 7 -5077 -6111 -5

Ⅰ. ①气… Ⅱ. ①陈… ②张… Ⅲ. ①手针足针疗法 Ⅳ. ①R245. 32

中国版本图书馆 CIP 数据核字（2020）第 265720 号

责任编辑：黄小龙

出版发行：学苑出版社

社　　址：北京市丰台区南方庄 2 号院 1 号楼

邮政编码：100079

网　　址：www. book001. com

电子邮箱：xueyuanpress@ 163. com

销售电话：010 - 67601101（销售部）、010 - 67603091（总编室）

印 刷 厂：北京兰星球彩色印刷有限公司

开本尺寸：710mm × 1000mm　1/16

印　　张：9

字　　数：143 千字

版　　次：2021 年 1 月第 1 版

印　　次：2021 年 1 月第 1 次印刷

定　　价：58. 00 元

序

　　陈志军同志的指针疗法一书即将付梓，很为他高兴。该书篇幅不大，却尽是干货。都说中医要继承创新，陈志军同志的诊疗实践就是继承创新的范例。经云：人因风气而生，亦因风气而病。脏气调畅，人即安和。若三因忤逆，疴疾既起。疾害既生，治必求本。本在何处？本就在天人相应，本就在气血经脉。看陈君施手，招招不离气血经脉。或从经俞布局，或以缪刺纾因。手法精奇，释证新异。然细品皆有经典可凭。这就是继承。变针为指，结合解剖学理论，拿来主义，兼容并包，正是活泼泼的创新。

　　几十个个案看下来，总是别开生面的感觉。比如背部第三个医案，翻出藏在肩胛骨后的痉挛结，联想当时情景，真能令人尖叫喝彩，拍案称奇！颈一案仅凭婴儿的哭闹蹬腿动作，立马判出病孩斜颈病因。这一方面体现出医者经验的老到，同时亦示人要有毫发不落的作风。颈六案可以说是一个内科热盛阳明的症候。大剂通圣散可当其任，然陈君仅以透天凉手法亦能异曲同工，不药而愈！忆十七年前余随友游于渝。某日车行至半路，因路面颠簸而腰疼剧发，烈如虎啮，冷汗涔涔。手头但得苏合数枚，啖后如石投海。急问计于陈君。君授予悬臀抱膝之法。即取朋友背篓卷裹雨伞后承垫于健侧臀部，悬空患侧臀部，然后以双臂抱紧患侧膝胫往胸腹部尽量挤靠。而疼痛竟在这挤靠之间彻底消除！取效之速，除痛之彻底，匪夷所思。去今已十七春秋而疼未再现。可见陈君之法真乃度厄金针。

　　人之病，病病多，医之病，病道少。陈君少时酷嗜武术技击，其间难免蹭擦磕碰，为自便起见，进而喜于岐黄之术。廿年之间，虽未曾为此道三折肱，然胼手胝足，读破万卷已不足道。审君今时之艺，览君案头之著，诚可为今日坊间揭开一眼小窗。君仍少壮，愿能焚膏继晷，砥砺前行，光大中医，彰我中华。谨此为序。

张敏志

岁在己亥序届大雪

目　录

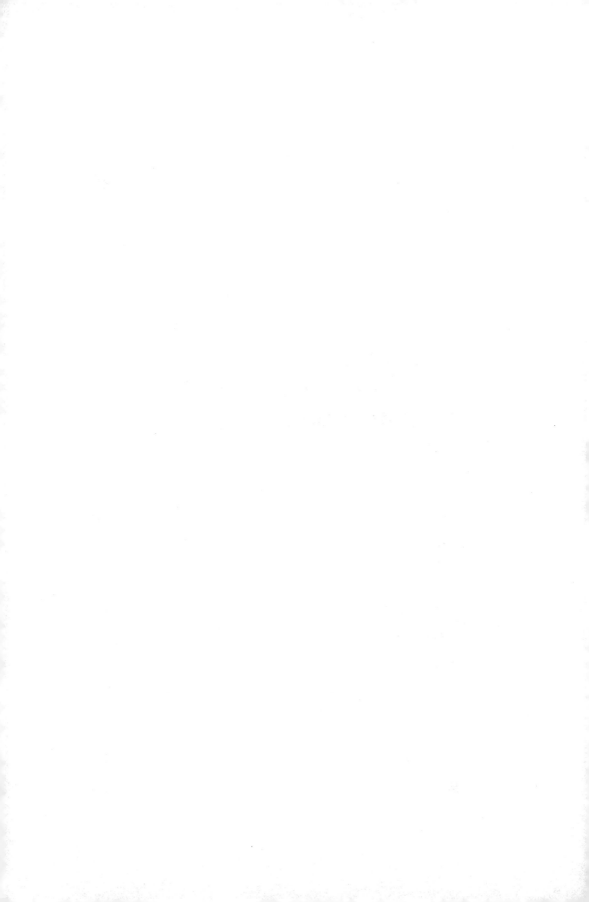

第一篇 诊治要领概述

　　指针疗法，又称为"点穴法""指尖点刺法"，是从中华武术点穴功夫演变而来的一种经络腧穴治疗、保健方法。术者以手指代替针具，徒手操作，以点、按、揉、掐、拍等手法直接施治于患者的腧穴、经络等部位，疏通经络、调理气血，以达到治疗疾病、防病保健的目的。施术时，主要用大拇指、中指及食指点刺。指针疗法在我国流传的历史很悠久，晋代医家葛洪著《肘后备急方》里就多处记载了指尖掐压治病的经验。

　　本书介绍的所有病案都是典型案例，具有相当的代表性和一定的指导性。每个案例既可以作为这类症状的纲目以按图索骥，也可以截取其中一点而分别治疗。为了方便读者阅读，现就本书的病案，从诊、治两方面要领简单介绍如下。

诊　法

一、形正为基础

　　人类的体形结构，历经漫长的岁月，由四肢爬行进化到直立行走，其身体的骨骼关节和筋肉结构堪称精密而完美。骨骼是身体的支架，具有支撑身体和保护内脏的作用，并借助于筋肉的联络和维系，通过关节而完成各种功能活动。形正即是指人的骨骼形态的正常状态。包括静止时的平衡状态，运动时的平衡状态。静止时的状态分为站姿、坐姿、卧姿等。在各种姿势和运动状态下，观察和检查其是否平衡就是形正与否的诊断手段。

　　例如在站立时，左右肩膀是否平行，左右胯是否平行，左右膝盖是否平行，左右脚掌外展的角度是否相同，等等。

　　坐姿和卧姿的检查可如此类推。

行走和完成各种动作的检查主要观察活动的角度、长度、高度是否相等。

通过这一系列的观察和检查，就可以大致确定骨骼架构是否平衡，哪个关节失衡最为明显，为进一步的诊断奠定基础。

二、痛点求精准

对于肢体关节疼痛症状的诊治，痛点的查找必须要精准和精细。例如膝盖痛，在诊断书上可能是膝关节炎，可能是骨刺，可能是退行性变，可能是髌骨软化等等不一而足。无论叫什么病名，都一定会有明显的痛点。这些痛点可能是一个，也可以有多个；可能在关节处，也可能在筋腱或肌肉处；可能在浅表，也可以在深层。全部要一一找出来，并要确定其疼痛的范围。在骨骼上的痛点，一般是筋腱韧带在骨骼上的附着点；在肌肉上的痛点，多半是肌肉痉挛点或筋腱撕裂点。肌肉痉挛点一般会有条索状硬结或肌肉紧张度很高；筋腱撕裂点一般在痛点的位置上有刺痛感的凹陷点。有的痛点在肌肉组织的深层，须用手法分开上层肌肉组织方能精准确定。如果痛感呈线条状分布，则可能是整条筋腱的痉挛。如果痛感呈片状分布，并且肌肉呈现块状硬结，则可能是肌肉上的筋膜组织痉挛。当身体处于静态的时候痛，一般是肌肉筋腱的痉挛或紧张引起的；当身体处于运动状态的时候痛，一般会有骨骼的错位或脱位。疼痛点伴有红肿或瘀血，多是筋肉组织有扭挫伤筋或撕裂。

三、气血分虚实

在各种疼痛症状出现的时候，还伴有气血虚实瘀滞的情况。有的是久病长痛而导致的，有的则可能是疼痛症状的根源。例如腰部疼痛的症状，就有气虚致痛和气滞致痛等等。颈部疼痛也有气血虚实之分，虚痛会面色苍白，冷汗频出，气喘吁吁；实痛则面色涨红，躁动不安。肩部疼痛多见中焦实热，运化失司。气血虚实的辨证，以中医阴阳虚实寒热表里辨证为主。只要有虚实寒热瘀滞，就一定要先解决这些问题，然后再解决局部的关节筋肉问题，这是固定的程序。有的关节筋肉的疼痛，在解决气血虚实寒热瘀滞的时候就会减轻甚至消除。

四、经穴解疑难

《灵枢·经脉》云:"经脉者,所以能决死生,处百病,调虚实,不可不通。"在治疗各种关节筋肉疼痛时,时常会遇到一些奇怪的症状,例如伴随着关节筋肉的疼痛,还出现发冷发热,低热延绵,高烧阵发,对时疼痛,酸痹不已,时如电击,呼吸短浅,呼长吸短等等,就有可能是经络穴位受伤了。对于经络穴位受伤的各种症状和诊治方法,《黄帝内经》中已有极为详尽的论述,读者诸君可自行参阅,在此不再赘述。

治　法

一、局部症状局部解决

除意外撞击、跌扑、击打造成的损伤外,几乎所有的关节筋肉疼痛,都是由于日常生活中错误动作累积劳损而引起的局部症状,如单一关节、局部筋腱、肌肉的累积性劳损和扭挫伤等等。这些局部症状并不关联人体五脏六腑,不必见腰痛即言肾虚,见膝痛即言肝病,治疗时只需要局部施术即可。经云:"身之中于风也,不必动脏。"

二、以痛为枢细寻关联

出现在关节、筋腱、肌肉上的疼痛点,一般来说有几种意义:一是原发病点;一是反应点;一是治疗点;还有一种情况就是三点合一,即既是原发病点,也是反应点和治疗点。

如何才能找到最佳治疗点呢?因为疼痛不可能凭空出现,一定与关节、筋腱、肌肉相联系,还会受体位及运动状态的影响。同时反过来影响相关关节、筋腱、肌肉,从而进一步影响运动功能的正常发挥。因此在精准确定疼痛点的基础上,要以疼痛点为中心,细心查找与疼痛点相关联的关节、筋腱和肌肉。在这些关节、筋腱、肌肉上施予手法,观察施术时原疼痛点的痛感是加重或减轻。如果原疼痛点的痛感加重,则这组筋腱和肌肉及其关节的用力方向就可能是疼痛点产生的根源;如果原疼痛点的痛感减轻,则这组筋腱和肌肉及其关节的运动方向就可能是有效的治疗点。

通过以疼痛点为中心，在相关关节、筋腱、肌肉上寻找最佳治疗点，是解除局部疼痛的最重要的方法。

三、运动辅助针对性强

当关节、筋腱、肌肉损伤后，一定会影响周围相关联的关节筋肉，出现关节扭转错位、筋肉过度紧张或过度松弛、肌肉萎缩、力量减弱等等，从而导致肌体运动状态失衡，形成错误的运动习惯。如果没有设置针对性的康复运动，就不能彻底解决这些问题，治疗效果就会大打折扣甚至不断复发。因此对于关节、筋腱、肌肉系统损伤的治疗，康复运动（功能锻炼）是必不可少的重要环节，是恢复功能和巩固治疗效果的重要手段。必须要根据受损关节筋肉的结构特点，结合其受损情况，充分考虑各种运动状态，来设计并确定最具针对性的康复动作和运动方式。

针对性康复运动的目的在于恢复运动功能和巩固治疗效果，极为个性化，原则上必须一人一法，一个动作针对一个情况来设计。人体每个关节都有特定的最大运动角度和承载压力的极限，在设计康复动作和方式的时候，必须依据这两个前提，在确保康复动作或运动方式正确的前提下，循序渐进地递增运动量，就能够改正错误的动作习惯，养成正确的动作习惯，达到恢复功能和巩固治疗效果的目的。

例如膝关节损伤的运动康复，在消除了膝关节疼痛的症状后，必须要用下蹲起立和压腿抻筋这两个方式来进行功能锻炼。之所以选择这两个方式，是依据膝关节的功能特点而决定的。膝关节运动功能的正常化，既要有足够的力量，又要保持相当的柔韧性。下蹲起立能增强下肢力量，压腿抻筋可以舒展关节筋腱和提高关节的柔韧性。这两种锻炼方式，又有各自的动作要领。下蹲起立动作的关键，在于完成动作的过程中，大腿与膝盖的方向要始终对准脚尖的方向，绝对不可以内扣。压腿抻筋的关键在于以静态耗腿的方式，持续保持抻筋时的酸胀感。通过下蹲起立和压腿抻筋这两种方式相结合，循序渐进地增加运动量，就能够很好地恢复膝关节的运动功能并达到巩固治疗效果的目的。

第二篇 常用触诊手法图解

一、颈椎后棘突检查

医者站在患者左侧，左手按在患者前额或头顶处，令患者颈后部肌肉放松，右手拇指按住患者左侧颈椎后棘突左侧软组织附着处（不是后棘突正中），自颈椎第二节至第七节顺次逐点按压，要寻找出最痛点。左右相同。（图1）

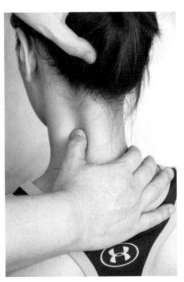

图1 颈椎后棘突检查

二、项部肌肉检查

医者站在患者左侧，左手按在患者前额处，令患者颈后部肌肉放松，右手拇指按住患者左侧颈椎后棘突与横突之间的部位，从上到下逐点按压，要寻找出最痛点。左右相同。（图2）

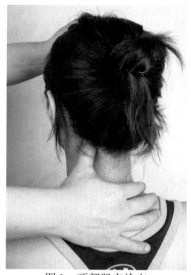

图 2　项部肌肉检查

三、颈椎横突检查

医者站在患者左侧，左手按在患者前额处，令患者颈部肌肉放松，右手拇指按住患者左侧颈椎横突尖上，从上到下逐点按压，要寻找出最痛点。左右相同。（图3）

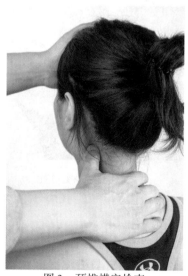

图 3　颈椎横突检查

四、胸锁乳突肌检查

医者站在患者左后侧，左手扶在患者背部大椎处，令患者颈部肌肉放松，右手拇指食指捏拿住患者左侧胸锁乳突肌耳下处，从上到下逐点捏拿到锁骨附着点，要寻找出最痛点。左右相同。（图4）

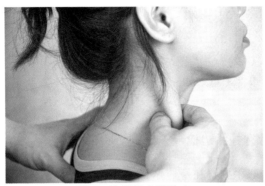

图4　胸锁乳突肌检查

五、提肩胛肌检查

医者站在患者身后，双手捏拿患者提肩胛肌，由内向外逐点捏拿，要寻找出最痛点。（图5）

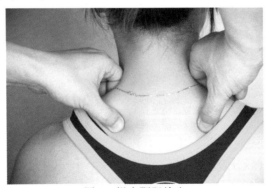

图5　提肩胛肌检查

六、提肩胛肌肩胛骨附着处检查

患者俯卧，双手放置在身体两侧，医者站在患者右侧，左手拇指按住右肩胛骨内侧提肩胛肌的附着处，由内向外逐点按压，要寻找出最痛点。

左右相同，动作相反。（图6）

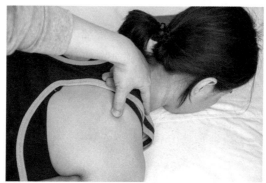

图6　提肩胛肌肩胛骨附着处检查

七、肩胛骨脊柱缘边检查

患者俯卧，双手放置在身体两侧，医者站在患者右侧，用左手按住患者右肩肩关节固定，用右手拇指按住其右肩胛骨脊柱缘，从上到下逐点按压，要寻找出最痛点。左右相同，动作相反。（图7）

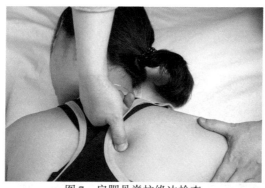

图7　肩胛骨脊柱缘边检查

八、小圆肌肩胛骨附着处检查

患者俯卧，医者站在患者右侧，用左手握住患者前臂，使肩关节垂直位，并略向外牵拉，右手拇指按住肩胛骨腋缘，从上到下逐点按压。左右相同，动作相反。（图8）

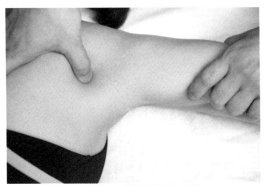

图 8　小圆肌肩胛骨附着处检查

九、胸椎棘突检查

患者俯卧，双手放置在身体两侧，医者用左手拇指自 T1～T12 的每一棘突逐点检查，由棘突端左侧向前向右方向用力逐点按压。左右相同，动作相反。（图 9）

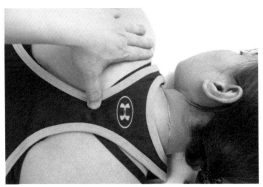

图 9　胸椎棘突检查

十、胸椎小关节检查

患者俯卧，双手放置在身体两侧，医者用双手拇指自 T1～T12 两侧胸椎小关节处从上到下逐点按压。（图 10）

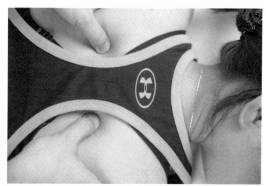

图 10　胸椎小关节检查

十一、腰椎横突检查

患者俯卧，医者双手拇指分别按在第 12 肋骨下缘 L2 横棘突部位，从上到下分别按压 L2、L3、L4 腰椎横棘突。（图 11）

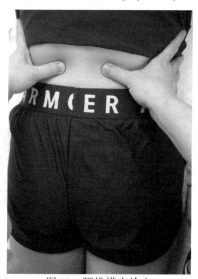

图 11　腰椎横突检查

十二、肋骨及肋间肌检查

患者俯卧，医者站在患者右侧，以双手拇指按在患者肋骨之上，沿肋骨形状逐点按压，从上到下每条肋骨均作检查，一直到第 12 肋骨为止。左右相同，动作相反。（图 12）

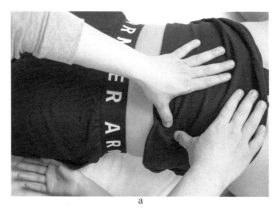

a

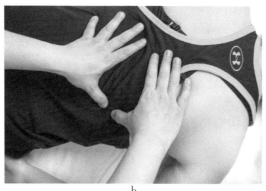

b

图 12　肋骨及肋间肌检查

十三、骶棘肌下外端附着处检查

患者俯卧，医者站在患者右侧，以左手拇指沿髂嵴的腰三角区向内向下至骶髂关节内缘，逐点按压。左右相同，动作相反。（图 13）

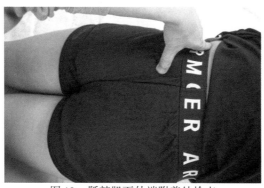

图 13　骶棘肌下外端附着处检查

十四、髂骨上缘检查

患者俯卧，医者以右手拇指按在其右侧髂骨后方上缘，沿髂骨上缘逐点按压。左右相同，动作相反。（图14）

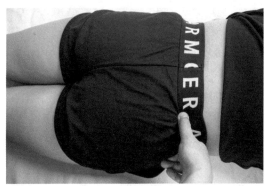

图14　髂骨上缘检查

十五、臀部肌肉群检查

患者俯卧，医者站在患者右侧，以双手拇指按在髂骨后方上缘，从上到下至坐骨结节处，从内向外至股骨粗隆附着处，逐点按压。左右相同，动作相反。（图15）

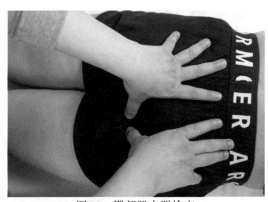

图15　臀部肌肉群检查

十六、骶尾骨下缘与股骨粗隆间检查

患者俯卧，医者站在患者右侧，以拇指在骶尾骨下缘和股骨粗隆间的肌附着处骨面，逐点按压。左右相同，动作相反。（图 16）

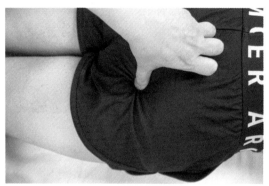

图 16　骶尾骨下缘与股骨粗隆间检查

十七、腹部肌群检查

患者仰卧，双腿屈膝立在床上，医者站在患者右侧，以双手拇指按压剑突下缘，从上到下至耻骨上缘附着处，从内向外至髂骨上缘附着处，逐点按压。（图 17）

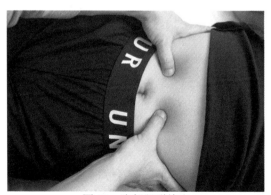

图 17　腹部肌群检查

十八、髂前下棘检查

患者仰卧，右腿屈膝立在床上，医者站在患者右侧，用拇指在髂前下

棘处作深层按压。左右相同，动作相反。图（18）

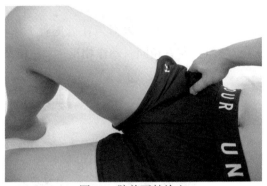

图18　髂前下棘检查

十九、股内收肌群耻骨附着处检查

患者仰卧，两下肢髋膝关节屈曲，两足底对紧，两下肢相对外展，医者双手拇指分别耻骨上部和下部肌肉附着处按压。（图19）

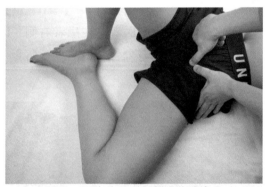

图19　股内收肌群耻骨附着处检查

二十、大腿前部检查

患者仰卧，两腿自然放松伸直，医者站在患者左侧，以双手拇指从上到下，从里到外分别逐点按压股四头肌、股直肌、股二头肌。左右相同，动作相反。（图20）

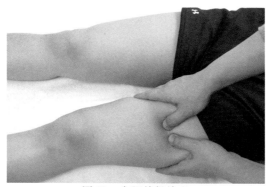

图 20　大腿前部检查

二十一、大腿侧面检查

患者俯卧，两腿自然放松伸直，脚尖外展，医者站在患者右侧，双手拇指按在其右大腿外侧副韧带上，从股骨粗隆至膝关节，从上到下逐点按压。左右相同，动作相反。（图 21）

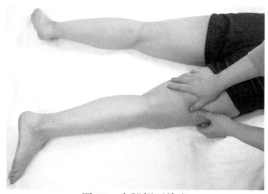

图 21　大腿侧面检查

二十二、大腿后部检查

患者俯卧，两腿自然放松伸直，两脚尖相对，医者站在患者右侧，以双手拇指按在其坐骨结节下缘附着处，从上到下逐点按压至腘窝处。左右相同，动作相反。（图 22）

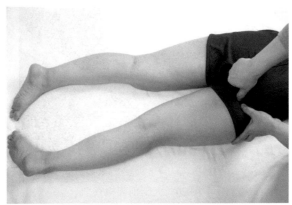

图22　大腿后部检查

二十三、髌骨筋膜检查

患者仰卧，两腿自然放松伸直，医者站在患者右侧，以拇指按在其髌骨与膝关节缝处，环绕一圈逐点按压。左右动作相同。（图23）

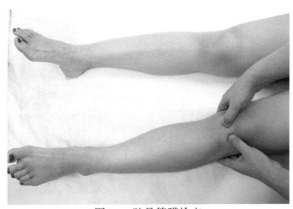

图23　髌骨筋膜检查

二十四、腘窝检查

患者俯卧，两小腿垫高，令其腘窝放松，医者以拇指按在其腘窝上横纹处，从上到下，从里到外逐点按压至腘窝下横纹处。左右动作相同。（图24）

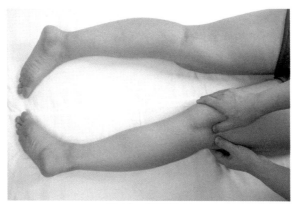

图 24　腘窝检查

二十五、内踝检查

医者以拇指尖沿内踝关节周围逐点按压。（图 25）

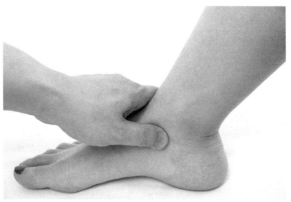

图 25　内踝检查

二十六、外踝检查

医者以拇指尖沿外踝关节周围逐点按压。（图 26）

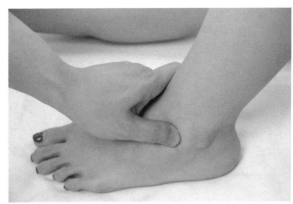

图 26　外踝检查

二十七、胸大肌检查

患者仰卧，两手臂自然放松外展，医者以五指合扣，捏拿其胸大肌。左右相同。（图 27）

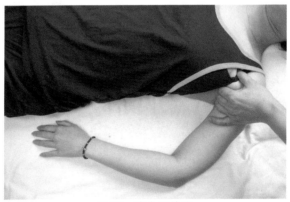

图 27　胸大肌检查

二十八、三角肌检查

患者仰卧，两手臂自然放松略外展，医者以拇指逐点按压。左右相同。（图 28）

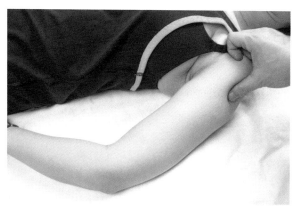

图 28　三角肌检查

二十九、肱二头肌检查

患者仰卧，两手臂自然放松，掌心向前，小臂垫高，医者以双手拇指从上到下逐点按压肱二头肌。（图 29）

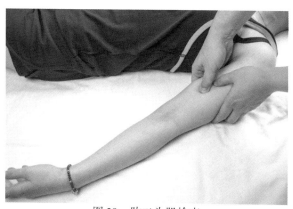

图 29　肱二头肌检查

三十、肱三头肌检查

患者俯卧，两手臂自然放松伸直，掌心向后，医者以双手拇指从上到下逐点按压肱三头肌。（图 30）

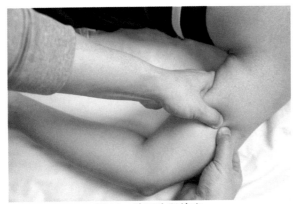

图 30　肱三头肌检查

三十一、肱桡肌检查

患者手臂屈曲约九十度，放松，半握拳，拳眼向上，医者以拇指按在肱桡肌上，逐点按压。左右相同。（图 31）

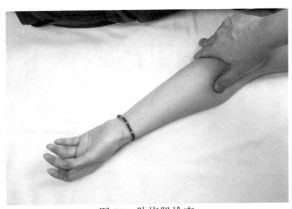

图 31　肱桡肌检查

三十二、肱侧腕屈肌检查

患者手臂屈曲约九十度，放松，半握拳，手心向上，医者以拇指按在肱侧腕屈肌上，逐点按压。左右相同。（图 32）

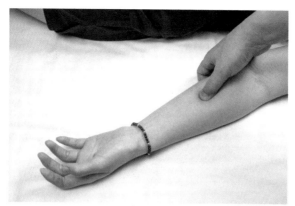

图 32　肱侧腕屈肌检查

三十三、尺侧腕伸肌检查

患者半屈曲手臂，手指自然放松伸直，医者以拇指按在尺侧腕伸肌上，逐点按压。左右相同。（图 33）

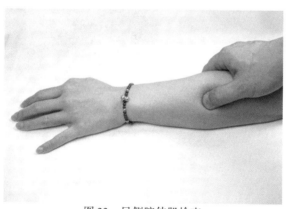

图 33　尺侧腕伸肌检查

三十四、指间肌检查（掌背）

患者五指分开，放松，掌心向下，医者以拇指尖按在指间肌上，逐节逐点按压。左右相同。（图 34）

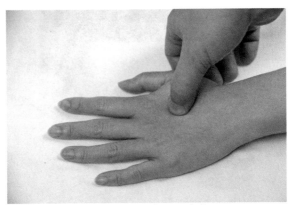

图 34　指间肌检查（掌背）

三十五、指间肌检查（掌心）

患者五指分开，放松，掌心向上，医者以拇指尖按在指间肌上，逐节逐点按压。左右相同。（图 35）

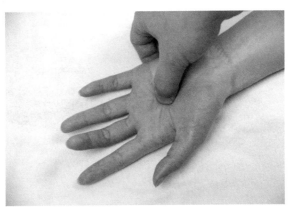

图 35　指间肌检查（掌心）

第三篇　常用治疗手法图解

一、按压法

以单手或双手重叠，按压在患处，均匀用力垂直向下压，保持一分钟以上，然后松手。根据病情治疗需要，灵活确定操作次数。（图36）

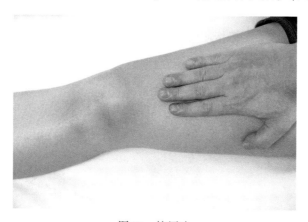

图36　按压法

二、按住法

按住法主要以一手拇指或两手拇指操作，在相应的治疗点上，用拇指以沉稳的力度按压，当指力触及治疗点时，保持按压力度和深度不变，同时细心体察指下感觉的变化，当患处变松变软变空时再松手。根据病情治疗需要，灵活确定操作次数。（图37）

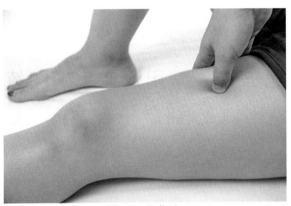

图 37　按住法

三、按抻法

按抻法主要以一手拇指或两手拇指操作，在相应的治疗点上，用拇指以沉稳的力度，沿肌肉筋腱伸展的方向按压推抻，当按压推抻至最大幅度时，保持按压推抻的力度和深度不变，同时细心体察指下感觉的变化，当患处筋腱肌肉变松变软时再松手。根据病情治疗需要，灵活确定操作次数。（图 38）

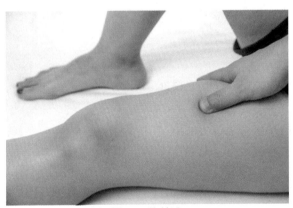

图 38　按抻法

四、按拨法

按拨法主要以一手拇指或两手拇指操作，在相应的治疗点上，用拇指以沉稳的力度按压推抻，用力方向与肌肉筋腱伸展的方向垂直，当按压推抻至最大幅度时，保持按压推抻的力度和深度不变，同时细心体察指下感觉的变化，当患处筋腱肌肉变松变软时，才能松开按压推抻的力度。根据病情治疗需要，灵活确定操作次数。(图 39)

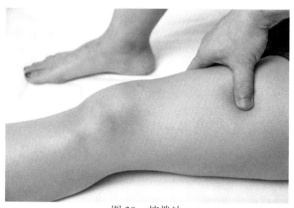

图 39　按拨法

五、捏拿法

以单手或双手操作，五指相对，捏拿相应的筋腱肌肉。本手法是三个用力方向同时作用，一是五指相对合扣的力量；二是在持续合扣力量的同时，把筋腱肌肉向外提离；三是在以上两个力量的基础上沿筋腱肌肉伸展的方向抻拉。当指下的筋腱肌肉变松变软时才能松开捏拿的手法。(图 40)

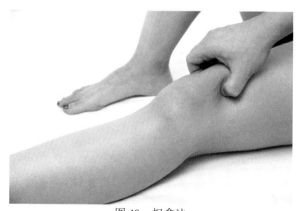

图 40　捏拿法

六、截压法

以双手重叠，用力按压在紧贴腋窝的大臂内侧动脉搏动处，保持不动，至患者掌指发凉发白时，突然松手；用力按压在腹股沟动脉搏动处，保持不动，至患者脚掌脚趾发凉发白时，突然松手。此法重复三次即可，不能过多，以免患者不适。

有心脏疾病者禁止使用本法。（图41）

七、颈部推拨法

患者坐姿，医者站立于患者身后，右手在其面前横绕，右手掌轻扣住其左侧后头颈部，左手拇指顶按在其颈椎相应椎体的后棘突左侧痛点上，嘱患者向右转头，至最大角度时，再用自主闪动力向右转，同时我双手协同用力，右手向右向上提拉，左手拇指向右顶按，即可听到一声轻响，复位完成。左右相同，方向相反。（图42）

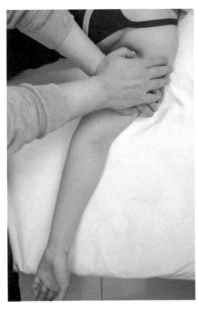 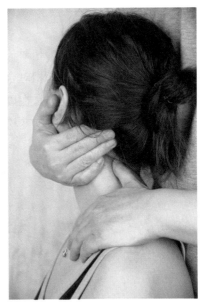

图41　截压法　　　　　　　图42　颈部推拨法

本手法可用于颈椎小关节错位的整复。对于椎管狭窄者、颈椎骨折者、颈椎肿瘤或结核者禁止使用本手法！

八、站立旋转法

患者找一个墙根处，两脚开立与肩同宽，右脚掌外侧紧贴墙根，然后左脚向前迈出一个脚掌的距离，左脚尖向内扣约30度，重心在两脚中间，然后保持两脚两腿不动，以胯为轴，向右转胯转腰至最大角度，并保持最大角度的姿势不变，时间10分钟左右。左右相同，方向相反。

此法主要用于各种腰椎椎体错位的复位。（图43）

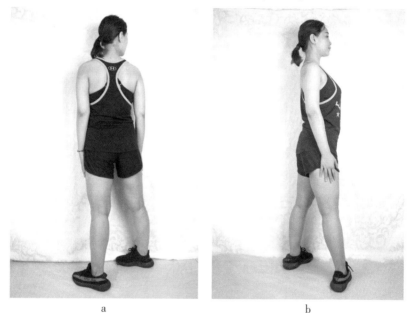

a　　　　　　　　　　　　　　　　b

图43　站立旋转法

九、侧卧扳法

患者左侧卧于床边，右手自然摆向身后，上身尽量向右转，左腿伸直平置于床上，右腿弯曲，右脚掌搭扣在左膝弯处，右膝悬空垂放于床外。我以左手掌根紧贴着患者腰椎错位的棘突上右侧，右手掌按在其右肩前，再以左膝压在其悬空的右膝上，右手掌将患者右肩向其身后推动，左膝同时向下压其右膝，同时发力，紧贴在其腰椎患处的左掌根，借助左膝下压的力量随势用力推按相应腰椎棘突。左右相同，动作相反。（图44）

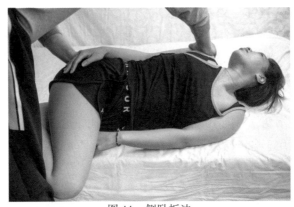

图 44　侧卧扳法

本法适用于腰椎小关节错位和骶髂关节单侧错位的整复。

十、仰卧推膝法

　　患者仰卧，全身放松，两腿屈膝立于床上，我面对患者跪在其膝前，以双手掌扶在其膝部，把患者双膝合拢并向其身体方向极缓慢地推压，在推压过程中，要使患者两膝中间连线的中点正对其身体中线，推至患者感觉腰部疼痛时，不再向前推，扶紧其两膝保持不动，待其痛适应并减轻时，再慢慢放松压力，令其两膝退回并立置于床上，在放松退回过程中，也要保持患者的两膝连线中点正对着其身体中线。如此为一次，重复次数根据病情灵活掌握。（图 45）

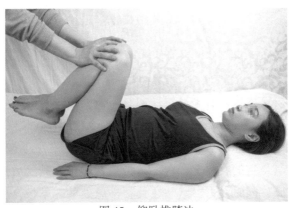

图 45　仰卧推膝法

十一、解锁法

"八把半锁"解锁法，是中医推拿和跌打伤科的秘传精华手法，是可用于应急解难、活人性命的救命大法。

"八把半锁"是：青龙锁、紫金锁、返魂锁、白虎锁，分别在人体两侧各有一把，共计八把，而最后的总锁由于其部位和手法的特殊性，因而得名半把锁。

解锁手法主要以扣拿法来进行，用拇指和食指、中指或用拇指和其余四指的指尖，相对用力紧捏一定的部位，例如颈项部、肩背部及四肢部等。

1. 解青龙锁2把：青龙锁位于颈肩交接的斜方肌处，左右各一把。也有称为"井锁"或肩筋。

开锁方法：患者坐卧皆一可，术者站立于患者背后。以双手四指并拢微屈内扣，与大拇指相对，用食指中指无名指指尖与大拇指指尖相对合扣，捏住肩部斜方肌中间，根据患者承受程度，用劲拿起紧捏。用劲要由轻到重，不能使用爆发力，力量动作必须缓慢、缓和。（图46）

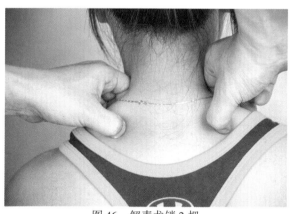

图46　解青龙锁2把

2. 解返魂锁：返魂锁位于腋窝处，左右各一把，有前、中、后三关。前为腋窝边上的胸大肌，中为腋窝与手臂连接处，后为腋窝后的背阔肌外沿。

开锁方法：开返魂锁时，术者侧向患者站立，一手握住患者前臂抬起，使患者手臂成外展姿势，另一手在患者腋前、腋后、腋中分别使用扣捏拿手法开锁。左右动作相同，方向相反，可重复操作。（图47）

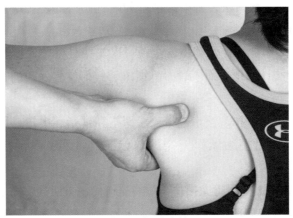

图47　解返魂锁

要开解返魂锁，前后中三关必须依次开全方才有效，单开一关是不起作用的。

3. 紫金锁2把：紫金锁也称为腹筋，位于脐下两侧腹直肌中下段，左右各一把。

开锁方法：开紫金锁时患者仰卧屈膝立起，使腹部肌肉松弛，术者面向患者，一手扶住患者腰背部，另一手四指并拢微屈，用拇指与食中两指或四指拿住吊筋，用力扣捏拿拧。左右动作相同，方向相反，可重复操作。（图48）

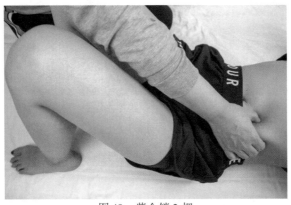

图48　紫金锁2把

4. 白虎锁2把：白虎锁位于大腿根部，左右各一把，腹股沟内侧端直下大筋处，分前、中、后三关，大筋为中锁，中锁前开一寸处为前锁，后开一寸处为后锁。

开锁方法：开白虎锁时患者坐或卧皆可，一腿屈膝外展，一腿伸直，术者面向患者，一手在患者大腿根部依次捏住大筋中部、前部、后部，用力扣捏拿拧。

左右动作相同，方向相反，可重复操作。(图49)

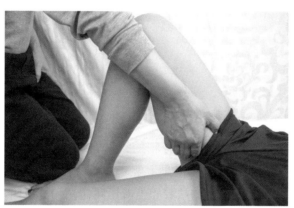

图49 白虎锁2把

开白虎锁也是按大筋中部、前部、后部的顺序操作，否则效果不显。

5. 总锁半把：总锁位于前后阴之中点，相当于会阴穴处，因为只有一处，所以称为半把锁。

开总锁法，患者仰卧，术者站在患者右侧，左手掌放在患者下腹部关元穴处并向下按压，与此同时，用右手五指并拢于会阴穴处向内顶掐，缓慢用力到一定程度时维持一两分钟即可。

开锁实质上是开启气门，疏通经络，调通气血，气行则血行，人体气血流畅，营卫调和，肌体正常功能得到恢复，就可达到治疗疾病的目的。

一般开锁法都是与推拿相结合，先开后推，边开边推，直至病人复苏或症状减轻为度。只要病人意识恢复清醒，肢体活动恢复正常，即为达到了目的，它标志着气血通道已开通，气血运行恢复正常。

第四篇 病 案

颈 部

案一

某男，两岁多。

颈部歪斜五天，由妈妈抱着前来求诊。

妈妈代为讲述病情：五天前早上醒来，即发觉患儿颈部歪斜，站着、坐着、躺着时脖子都是歪的，站着和坐着还叫痛，躺着不叫痛，但翻身就叫痛。家长以为孩子玩耍时跌倒或碰撞受伤了。因为孩子小，平时都有大人带着，但问遍了家里人，都说没有跌倒或碰撞。随后就去了镇医院看了门诊，拍片诊断为小儿斜颈，未做任何治疗，即嘱患儿回家休息静养。到第三天时患儿情况有加重的迹象，家长再带患儿到本市一所三甲医院看门诊，诊断也是小儿斜颈，也未做任何治疗。家长心急如焚，经人介绍找到我求诊。

【望诊】

患儿由母亲横抱着，头向左侧歪着，左脸贴左肩，面色通红，时值冬天，但南方气温约在20℃，患儿衣着厚实，躺在妈妈怀里不住地用力抻手抻脚，颇不耐烦。

【问诊】

患儿平时胃口不好，不爱吃饭，小便黄，大便干结，几天大便一次，睡觉不安稳，满床打滚，喜欢趴着睡觉，发病前因是春节期间，零食肉食较多，爱发脾气，发脾气时满地打滚哭闹，手脚乱抻乱踢。问诊期间，患儿又开始哭闹，并用力抻手蹬腿，抻手蹬腿时右腿右腰用力蹬踢，左腿动作很小。

【触诊】

右颈部弧形突起，肌肉僵硬，触摸时患儿哭痛闪躲，左颈部皮松筋紧，皮下筋腱呈条索状，触摸不痛，拨动时较为紧硬；

右腰部及软肋僵硬成块状，无明显痛点；右臀部肌肉极为僵硬发紧，无痛点；右腹股沟部向前突起，突起点有明显痛感，以手指触按时患儿大声呼痛，右大腿及膝部紧绷；

左侧腰、肋、胯、腿正常，无紧绷感和痛点；体温正常。

【诊断】

右髋关节向前转位，导致脊柱侧弯而形成左颈椎歪斜。

治疗：

一、清热解痉　选取内庭（双）穴，以指针行泻法。患儿仰卧床上，双腿自然伸直，我以双手拇指按在内庭穴上，轻按快提，提起时离开皮肤，一按一提为一次，六次一组，每组完成后稍作停顿，如此反复操作。操作过程中细心体会指下感觉，当指下穴位之凉气变热时，即停止操作。

二、关节复位　患儿仰卧床上，左腿自然伸直，我立于患儿右侧，左手掌轻按于患儿右侧腹股沟突起点，右手扶于患儿右膝部，把患儿右腿在屈膝状态下推向患儿上身，并作顺时针转动，当向上转动到最大角度并且髋关节出现阻力时，我轻按的左手掌变为用力向下按压，右手扶按膝部向患儿左肩方向推按，此时患儿髋关节传来一声轻响，转位的关节已复位。完成关节复位后嘱咐其在床上放松平躺几分钟。

这两个步骤完成后，患儿的斜颈已经恢复正常，各种角度运动都没有阻碍，也没有痛感，右腰部和软肋绷紧僵硬状态消失，右腿已放松自然，再次触诊检查，颈椎没有错位，结束治疗。令其在室内自由活动玩耍半小时，观察疗效，一切正常。

【效果】 一次治愈。

【思考分析】

本案例患儿只有两岁多，不能自主描述症状，只能通过家长来转达，在开始接诊时，因为患儿太小，不能交流，我也是胸无定见，无从下手。后来在边问诊边触诊的过程中，突然发现患儿在不停地哭闹时，右腿蹬踢的动作和力量很大，这个情况令我灵机一动，会不会是髋关节的问题呢？

细心触诊之后果然不出所料。

患儿发病的原因是因为体内燥热，无法宣泄，所以用哭闹打滚的方式来透散内热。患儿在打滚哭闹时用力蹬腿挺腰，角度太大，从而导致髋关节向前转位，当髋关节向前转位后，引起整个盆骨倾斜旋转，进而把脊椎顶起，最后出现了颈部歪斜。因此治疗时分两个步骤，先以指针行泻法清其内热，再以手法对髋关节进行复位，从而取得了满意的疗效。

案二

某男，九岁，小学三年级学生

前一天在学校课间与同学打闹，被一同学用力推了一下头，自己听到"咔"的一声响，当时无痛感就没有在意，今天早上起床时发现脖子歪了，伸不直，用手扶正则较痛。由家长领着前来求诊。

【望诊】

患者身高约一米二，较瘦，颈部细长，头部侧向左肩方向，无痛苦面容，步态及站坐姿势正常，除了脖子歪斜，无其他强迫性体态。

【问诊】

前一天下午在学校课间休息时，被人推了头部一下，当时听到"咔"的一声响，但不痛，活动一下好像没事，就没有在意。今天早上起床时就发现脖子向左边歪斜，有轻微的痛感，用手扶正时则较痛，痛点在右侧，左右转头时侧着头转动就不痛，扶正后就不能左右转动。我叫患者重现当时的情景，他说当时正站在走廊边上，右手抓住走廊的栏杆，一同学从他的右侧向他走来，到他身后时突然用手推了一下他的头，他在惊吓之下右手下意识地抓紧栏杆抵抗，就听到脖子响了一声。

【触诊】

右颈部肌肉较僵硬，第三、第四颈椎横棘突处有鼓起，触压时有痛感，但痛感不尖锐，无骨擦音，左右转动时有筋滑动的感觉；

右肩部肌肉紧绷，有痛感，最痛点在此肌腱中间的位置；

左颈部肌肉无痛感，无筋结，无骨擦音；左肩肌腱正常稍软，无痛感。

【诊断】

由外力导致的第三、第四颈椎右侧横棘突小关节错位并右肩肌腱痉挛。

【治疗】

一、以拿、提、捏的手法放松右肩部肌腱，重点是提捏最痛的痛点，以患者能接受的较大程度的痛感为好，直至此痛点的痛感大幅度减小为止。

二、手法复位　患者坐姿，直腰，双手自然放置于两膝盖上，上身放松。我站立在患者身后，面对患者，以右手小臂按在患者右肩上，右手拇指顶按在患者第三第四颈椎右侧突起处，同时左手环绕患者头部抱住，令患者向左侧转动头部，当转到最大角度时，让患者自己再用力转动，在患者最后自己用力转动的同时，医者左手夹紧患者头部向左上方轻提，右手小臂下压患者右肩，拇指向左前方推动，只听到一声轻响，颈椎的突起处消失了。之后症状消除，活动正常。

【效果】一次治愈。

【思考分析】

本案例在诊断时，有一个问题必须注意，就是患者重现当时的场景时告知，头部的被推、颈部的受伤，是在右手紧握栏杆的时候造成的，由于力量的对抗，有可能会产生骨折或肌肉筋腱的撕裂甚至断裂，因此必须慎之又慎。如果发现有异常的骨擦音或肌腱凹陷，并伴有尖锐的刺痛时，即可能已出现骨折或肌腱撕裂，不可盲目动手，应该建议患者到医院进一步检查确诊，确保安全无误。

治疗时一定要把颈部肩部的肌肉筋腱充分放松，然后才能进行手法复位。复位时的扳动推按，主要是以患者自己转动的力量和角度为主，切不可猛力强拉硬拽，以防发生危险。

案三

某男，十一岁，小学五年级学生

在学校玩耍时用力甩头，听到"咔嚓"一声，脑袋歪了。由妈妈领着前来求诊。就诊时头向左侧严重歪斜，左耳贴着左肩，不能左右转头，如用力扶正或转头则剧痛。

【望诊】

患儿头部向左侧严重歪斜，左耳几乎贴着左肩，面色微红，头颈部没有外伤，神志清醒，对话应答如流，性格开朗，笑声不断，体形微胖，身高约一米三左右，步态正常。

【问诊】

前一天下午放学时，与同学奔跑追逐，边跑边笑，同时开心地挥舞着双手，左右甩着脑袋，只听到咔的一声，头就歪向了左边，脖子有点疼，也没有在意，继续与同学追逐，到了晚上，好像越来越痛了，妈妈帮揉了一下，痛感没有变化。患儿还说，下午玩耍奔跑时是背着双挎肩的书包，比较重，跑起来一颠一颠的。平时也感觉书包的背带勒得肩膀有点痛。

【触诊】

左侧颈部皮肤松弛，肌肉微软，无明显痛点；

左肩略耸，左肩胛骨上沿近肩关节的位置有一个点有压痛；

颈椎后棘突和左右棘突均无痛点，无骨擦音；

右侧颈部肌腱紧绷，把头扶正或压向左肩右颈部肌肉都有痛感，右耳后胸锁乳突肌的附着点上有明显压痛，右肩部关节和肌腱正常无痛点。

【诊断】

右颈肌腱强力伸展而导致的筋软。

【治疗】

一、患儿取坐姿，我站立在患儿身后，以指揉法按揉患儿左肩胛骨上沿的痛点，力量以有轻微痛感为度，时间约在五分钟左右。

二、患儿取坐姿，我站立在其身后，一边继续轻揉其左肩部的痛点，一边与患儿谈笑逗趣以分散其注意力，趁其开心笑时，我左手突然加力按压其痛点，令其受痛而身体向右躲避，再用右手出其不意地在其右腋窝下挠痒痒，令其因痒痒而快速缩抬右肩，把身体快速向左躲闪，一抬肩一闪身的瞬间，只听一声轻响，左歪的头颈即已回正，恢复正常。再轻揉放松肩颈部，结束治疗。

【效果】一次治愈。

【思考分析】

本案例的诊断着眼点在于筋软。从患儿的自述及望诊触诊来看，很容易诊断为筋强，然而患儿在就诊过程中一直笑声不断，就算说到痛感的时候也是笑的，看其体态微胖，所谓心宽则体胖，再就是在出现症状时也是开心玩耍的过程中，《素问·举痛论》："怒则气上，喜则气缓，悲则气消，恐则气下……惊则气乱……思则气结。"喜则气缓，气缓而至筋软。

治疗的方法是以痛令其动，动则筋活；再以酸收敛之，用挠痒痒的方式令其酸，加上出其不意，一闪而收全功。本案例的治疗，还可以用常规的方法，即按揉肌腱令其放松，按压痛点令其筋缩，也可以令其康复，只是时效较慢。

案四

某男，十三岁，小学六年级学生

自幼颈部歪斜，据家长介绍说，好像出生不久就发现有这个现象，还以为婴儿期的孩子脖子软是正常情况，直到两岁多的时候，才发现孩子的颈部是真的歪了，但不是歪得很厉害，不疼不痒的，一切活动都正常，也就没有放在心上。

【望诊】

患儿身高一米四左右，体形干瘦，皮肤偏黑，头部微向右歪约15度，右侧颈部肌肉消瘦，皮肤紧绷贴在颈部，左侧肌肉皮肤呈正常状态，左右转头、低头抬头活动正常，智力正常，四肢运动能力正常。

【问诊】

自幼就歪着头，一切活动正常，没有任何痛麻胀的情况，就算是发烧的时候也是一样。只有在对着镜子把头摆正的时候，右边颈部筋腱肌肉有拉扯感，坚持不到两分钟时间就会感觉到右侧的颈部筋腱肌肉很累，放松回到歪斜的位置时，很快就消失了。

【触诊】

颈椎关节排列正常，棘突小关节无错位，咽喉吞咽正常，无异物感，言语流利，发声正常；

右侧颈部肌肉消瘦，皮肤紧绷，胸锁乳突肌紧促，大小约筷子般粗细，拨动时极为紧绷，如拨动琴弦似的，无痛感，摆正头颈部时更是拉扯得更细更紧，无外伤疤痕；

左侧颈部肌肉皮肤正常；双肩部关节肌腱正常，双侧胸肌正常，双手神经反应正常，力量正常。

【诊断】

右侧胸锁乳突肌长期痉挛而导致的筋缩及肌肉萎缩。

【治疗】

患儿取坐姿，我站立在其身后，以右手拇指食指捏住其胸锁乳突肌，边捏边提边揉，从耳后向锁骨一路捏揉下来，一个指位一个指位地捏，指位连续不断，力度以能耐受的轻度酸胀痛为好，如此反复捏提揉半小时。每天一次。

二诊：前诊时紧绷的胸锁乳突肌微见放松，按揉时略有痛感，头颈歪斜无变化。效不更方，以前诊手法继续治疗。

至六诊时，整条胸锁乳突肌已然浮现，硬度变软，右侧颈部紧绷的肌肉皮肤也随之变松软，但两侧对比还有差别。摆正头颈时的拉扯感大为减少，可以坚持十分钟才出现疲劳的感觉。如前手法继续治疗。

十五诊：右侧胸锁乳突肌已完全浮现，捏提揉已无痛感，肌肉硬度左右两侧已一致，紧绷的肌肉皮肤也完全松开浮现，外观及触摸均没有异常。长时间有意识地摆正头颈都没有拉扯和疲劳的感觉出现。

【效果】治愈。

【思考分析】

本案例病情并不复杂，就只是个筋紧的情况。紧者松之即可。据患儿家长介绍，这十几年来也曾多次求诊于各地专家，专家们都诊断为先天性小儿斜颈，除了动手术外没有其他办法。患儿家长则对手术治疗的效果和风险有顾虑，再加上当时的症状不明显，对于生活上的各方面没有大的影响，所以拒绝了手术治疗。在我看来，就算是先天性的小儿斜颈，也不是绝对的不能治疗，只要找到了相应的方法，一样可以解决问题。千万不要被所谓的"先天性"问题吓倒。

"言不可治者，未得其术也。"

案五

某女，经商

早晨起床时颈椎无力，不能翻身转侧，翻身转动时要用双手固定头颈部才能转动，起床时也要用双手固定头颈部，在家人的帮助下才能起来，坐姿站姿时头颈部僵硬，不能抬头低头，不能左顾右盼，兼有上半身发紧。

【望诊】

患者年龄约四十多岁，身形偏瘦，面色如常，神态略有呆滞，意识清醒，语言表达清晰流利，站立和行走正常，坐下时须要用手扶着沙发的扶手小心翼翼地坐下，动作呆滞，嘱其转头时须整个身体一起转动，双肩活动正常。

【问诊】

早晨一觉醒来，颈椎就感觉无力，不能翻身转侧，一动就痛，一痛就软，翻身转动时要用双手固定头颈部才能转动，起床时也要自己用双手固定头颈部，在家人的帮助下才能起来，不敢弯腰，行走站立和坐着的时候头颈部僵硬，不能抬头低头，不能左顾右盼，左右转动头部时须要整个身体一起转动，上半身发紧。发病前无剧烈运动，无长时间工作，无感冒发烧，无外伤。前一天晚上换了个新的健康胶枕头。

【触诊】

两侧颈部肌肉紧张，肩部肌肉紧张，右侧比左侧紧张程度大；

颈椎后棘突排列正常，骨节间距正常，没有压痛点；

左侧颈椎横棘突无压痛点；右侧颈椎第三第四第五横棘突有明显压痛点。

【诊断】 落枕（第三第四第五颈椎横棘突小关节错位）

【治疗】

一、患者取坐姿，身体自然放松，背靠椅背，两手放松自然放置于两大腿上，我站立在其身后，以两手五指扣拿其肩部斜方肌上沿，边提边捏，力度适中，至手下感觉该肌腱放松为止。

二、以右手拇指按揉第三第四第五颈椎横棘突上的痛点，力度适中，每个痛点按揉一分钟。

三、复位　嘱患者尽量放松，头微向前倾，向左转动至最大角度，我以左手从患者头部前面弯臂夹住其头颈部，左手掌指轻扣住其右侧后颈部，右手掌根顶住其第三第四第五颈椎横棘突后沿，再嘱患者用闪动力向左转头，同时，我左右手同时协同用力，左手扣住其后颈部向上向左提拉，右手掌根向前向左推动，听到三声轻响同时响起，复位成功。

【效果】 一次治愈。

【思考分析】

落枕是日常生活中常见的颈椎病，其发病原因多种多样，本例病案即是由于换了个新的健康枕头而导致的。在诊治过程中必须细心触诊，找到每一处紧张的肌肉群组，确定痛点，确认其颈椎是否有错位，具体是哪一节或几节错位，是后棘突错位还是横棘突错位。治疗时一定要先松解其紧张的肌肉群组，然后准确针对错位的小关节进行复位，一般来说都能取得良好的疗效。

另外，经多年来的观察，枕头的选用应以硬度略硬，在睡眠过程中翻身转头时枕头不变形为好。如果是习惯侧身入睡，枕头的高度就要偏高，大约与本人的同侧头面至肩膀的距离相等；如果是仰卧入睡，则枕头的高度就要偏低，最好就是头颈部都能枕在枕头上。在这个基础上要以自我感觉舒适为最好。

案六

某男，经商

前一天晚饭后感觉脖子痛，今天早上起床后更加痛了，午饭后更是痛不欲生，前来求诊。

【望诊】

患者年龄约三十多岁，身高约一米六左右，体形壮实，面色涨红，满眼血丝，两鼻翼紫红，呼吸粗重，烦躁不安，坐立不宁，呼痛不已，颈部紧张，肩部耸起，颈肩部皮肤通红。

【问诊】

前一天晚饭后开始脖子痛，略有发紧变硬，以为是低头玩手机时间过长而导致的肌肉疲劳，休息一夜应该没事了，谁知道今天早上起床后发觉不但没有缓解，反而越来越痛，中午饭后更是痛不欲生，从颈到肩到头面都痛，好像头颈肩要爆炸一样。发病前除了坐着低头玩手机时间长了点，没有做过其他运动，也没有疲劳的感觉，没有跌扑外伤。过去有时也偶尔有落枕的情况，但都是休息一天就好了。平时饮食正常，只是发病前一天因为招待朋友，吃得很丰盛，喝的汤是炖水鱼汤，还几个人喝了两斤多自己泡的药酒。咽喉疼痛，小便刺痛，尿黄，昨晚至今无大便。

【触诊】

颈椎关节排列正常，后棘突和左右横棘突无错位，颈部肩部肌肉紧绷，皮肤发热，用手触摸时感觉火辣辣的针刺样的痛感，左右轻轻搬动头颈时则痛不可忍。

【诊断】体内火炽热盛而导致的头颈肩疼痛。

【治疗】

患者俯卧，我以两手拇指置于其背部脾俞穴，行指针透天凉手法，紧按快提，按时意念指力要渗透入肌肉内，提起时要快，拇指离开穴位一横掌以上的距离。重复操作。

行指针时，患者告知被按的穴位有凉气渗出，越来越凉，感觉非常舒服。行指针至半小时左右，患者肚子咕咕地地响了一阵，同时头颈肩的发紧发硬和火辣辣的感觉有所减轻。行指针至一小时后，头颈肩的痛感进一步减轻，结束行针手法。叮嘱患者多喝茶水，忌辛辣热燥之食物，忌喝酒。

【效果】患者一小时后打来电话告知，喝了几大杯白开水，排了一次大便，大便量大而臭，现在已好了六七成。至第二天上午来电话，症状已消失，痊愈了。

【思考分析】

本案例的症状表现是颈肩部疼痛，但在望诊时，面色涨红是阳明热盛，满眼血丝是火热犯肺，两鼻翼紫红是大肠实热。《灵枢·五色》："青黑为痛，黄赤为热，白为寒。"《素问·阳明脉解篇》："病甚则弃衣而走，登高而歌，或至不食数日，逾垣上屋，所上之处，皆非其素所能也。"患者虽然没有达到弃衣而走、登高而歌的程度，但已然是烦躁不安、坐立不宁了，一派阳明热盛之象表露无遗。又得知其前一天晚饭喝了药酒和炖水鱼汤，就更加佐证了阳明实热的诊断。

治疗时选用脾俞穴即是取脾为中土司运化的功能，行指针透天凉，强泻热邪而取得满意的疗效。

案七

某男，武警干部

自述从左侧耳后有一条筋穿过锁骨，透过腋窝，连接左侧盆骨，经过大小腿直达脚底，强烈抽搐疼痛，日夜不止，几年来如集邮般走遍各地大小医院求治，均无良效。经朋友介绍，前来求诊。

【望诊】

患者年龄约三十出头，身高约在一米六五左右，体形壮实，肩臂部位肌肉隆起，一眼看去就可以确定是长期坚持运动的人士。面色如常，神色坚毅，行坐站立是典型的军人风格。

【问诊】

大约在六七年前，左肩颈部时常有酸麻痛感，因为日常工作忙任务重，只是在部队卫生所按摩缓解一下。之后症状逐渐加重，约在五年前发展到现在这个情况，就是从左侧耳后有一条筋穿过锁骨，透过腋窝，连接左侧盆骨，经过大小腿直达脚底，强烈抽搐疼痛，日夜不止。几年来如集邮般走遍各地大小医院求治，各地医院拍片检查的结果都是颈椎第五第六节骨质增生，五六、六七节椎间盘突出，其他无异常。患者所接受过的各种治疗五花八门，有作颈椎病治疗的，有作腰椎病治疗的，也有作中风治疗的，更有作心理疾病治疗的。中药、西药服用无数，敷药、针灸、理疗、牵引、推拿等等一起上阵，均无良效。因为是基层军事干部，日常军事训练任务繁重，各种训练课目都要做示范动作，并且还要身先士卒地完成，所以经常出现一些小的损伤。

【触诊】

坐姿时颈部左侧肌肉紧张，右侧正常；

颈椎后棘突关节排列正常，关节间距清晰，无痛点；

右侧横棘突无突起，无痛点；

左侧第四第五第六横棘突小关节错位，有明显的压痛点；

左肩斜方肌紧张，左侧锁骨、肩关节、肩胛骨整体后移；

左肩胛骨斜方肌附着点沿线都有明显的压痛点；

左侧胸椎第二、三、四、五小关节紊乱；

左侧胸廓肋间肌紧张，左侧软肋肌肉略有紧张；

左大小腿肌肉正常无痛点，但患者自己感觉有紧张感；

卧床检查时患者自己感觉左侧身体有抽搐痛感，左肩颈感觉尤为明显。

【诊断】

颈椎第五第六节骨质增生，五六、六七节椎间盘突出，肩胛骨与斜方肌附着点沿线部位肌腱痉挛，左侧胸廓及胸椎小关节整体轻度错位后移。

【治疗】

一、患者俯卧，取高约五厘米，硬度适中的枕头放置于患者胸部上方，患者的头颈肩都自然地放松放置在枕头上。

1. 我以五指扣拿提捏其左肩部斜方肌上沿，力度适中，以患者能够承受的感觉为好。拿捏的部位应包括了整个左肩部上沿斜方肌能够拿捏到的每一个点，对手下感觉有硬结、包块和条索状的肌腱反复拿捏，令其变软并与周围其他肌腱的柔软度一致时方停止。

2. 再以拇指按揉其左肩胛骨上与斜方肌相连接的附着点沿线，以痛为腧，每一个痛点都不要放过，直至所有痛点的痛感有明显的减轻为止。

3. 以拇指按揉其左肩胛骨近手臂侧的外沿痛点，令其痛感有明显的减轻为止。

4. 从肩胛骨的夹脊到整个背部和身体左侧的肋骨及其肋间肌，以拇指按揉其间的所有痛点，至痛感明显减轻或消失为止。这个部位面积大，痛点多，按揉时要耐心和细心，注意不能漏掉任何的一个痛点。

二、整复错位的胸椎小关节。

我双臂伸直，以双手掌重叠按在患者的错位的胸椎小关节部位，嘱其用嘴深呼吸，当其深呼气时，随着呼气我按在其胸椎上的双手掌缓慢均匀用力向下按，候其呼气尽时，用身体摧动双手掌，以脆劲向下按压，即听到一连串的咔咔脆响，复位成功。

三、整复错位的颈椎左侧第四、五、六节横棘突。

患者坐姿，我站立于其身后，我右臂从患者颈前绕过，前臂轻夹着患者的头颈部，右手掌轻轻扣住其左后颈，左手以掌根推按在其第四、五、六节横棘突后侧，嘱患者向右转头，在按其右转极限角度时，再用自己的闪动力向右快速转动，同时，我两手协同用力，右手向右上方轻提轻拉，左手掌根向前方推动，听闻三声咔咔声同时响起，椎体复位成功。

结束一次治疗。

【效果】经隔天一次，共七次治疗，所有症状消失，痊愈。

【思考分析】

本案例发病时间较长，症状较为复杂，有颈椎错位，有肩胛骨错位，有胸椎错位，有斜方肌痉挛，有肋间肌痉挛，各种症状既独立存在，又相互联系和影响。因此无论是诊断或是治疗，都容易令人顾此失彼而无从下手。该案例所表现的诸多症状中，核心是胸椎小关节错位而导致整个胸廓肋骨向后移位。在触诊时，我是循着这样的思路，第一要确定所有的痛点；第二用截按法找到痛点与痛点之间有无联系，即是按住颈上痛点，同时询问患者症状有没有变化；再按住肩上斜方肌的痛点，同时又询问其症状有没有变化，如此类推，直至在用手掌推动其肩背整体向前时，患者告知，所有症状好像都有减轻，再经几次重复尝试，得到了清晰的确定。

对于治疗的方法和顺序，先贤有训："正骨先正筋，筋正骨自连。"那就是先松筋，后复位。由于发病时间较长，一定要把筋松解开，再行整复错位，这样就可以既取得好的疗效，又能避免造成不必要的创伤。

案八

某女，企业财会

半年前某天早上起床时，颈部有轻微的不适感，伴有轻微头晕，因为感觉较轻，也不在意。几天后突然症状加重，尤其是头晕，晕得天旋地转，到本市某三甲医院入院就医，以美尼尔氏综合征予以治疗，效果不明显。出院后又再多方寻找名医良方治疗，同样效果不理想。

【望诊】

患者年龄约四十出头，身高约在一米六左右，体形适中，腰腹部有一圈赘肉，面色㿠白，气喘嘘嘘，声音低微，时值冬天，却满头是汗，步态迟缓，倦怠无力，整个人一副无精打采的样子。

【问诊】

约半年前，颈椎有点不舒服，伴有轻微的晕，以为是加班时间长了，睡眠不足，就没有怎么在意，谁知道几天后突然加重，颈肩部更加疼痛，尤其是头晕，晕得天旋地转，时有想呕吐的感觉。到本市某三甲医院入院就医，院方以美尼尔氏综合症予以治疗十五天，效果不明显，出院后又再多方寻找名医良方治疗，服用中药、针灸、推拿效果也不理想。现在主要症状是头晕，站着晕，走着晕，坐着躺着都晕，饿了会晕，吃饱后也晕，特别是不知道啥时候突然发作起来，又要晕得天旋地转，在医院里做了几次脑部的全套检查，无异常情况。颈椎第四第五节略有增生，血压低，收缩压 90mmHg，舒张压 60mmHg。

【触诊】

颈部肌肉略有紧张，颈椎关节排列正常，后棘突和左右横棘突没有痛点，无错位，颈上有汗出；

肩部肌肉状态正常，肩关节运动正常；

背部胸椎排列正常，无痛点；胸椎小关节正常，无痛点；

肩胛骨无痛点；

颈部喜暖畏寒。

【诊断】气虚气陷而致眩晕，非颈椎致病。

【治疗】

一、患者俯卧，自然放松，我以双手拇指按在其脾俞（双）穴上，紧按轻提，三次一组，每组间略有间隔，重复操作，至患者感觉穴位出现热感并漫延至整个背部时停止。

二、患者坐靠于床上，我以双手拇指按在其合谷（双）穴上，紧按轻提，三次一组，每组间略有间隔，重复操作，至患者感觉穴下出现热感，同时头面发热时停止。

【效果】行指针补脾俞穴约十五分钟左右，患者告知穴位下开始发热，好像不出冷汗了，身体好像也没有那么重了。至停按脾俞时，身体进一步轻松，头不晕了。

行指针补合谷穴时，患者自觉有一股气自小腹沿背部向上升起，至颈上头时感觉非常舒服，整个人一下子轻松多了，象完全没病似的。

二诊：患者告知自前一天治疗后，身体较轻松，没有头晕，还有些累，想睡觉。效不更方，如前法治疗。

共七诊，痊愈。

【思考分析】

本案例患者时值青壮年，但素来体质较虚弱，半年来中西药物的攻伐，针灸推拿的通经活络，反复折腾，令虚弱的体质再下一个台阶，以至落下了一个气虚气陷的后果，这是坏病。

指针补脾俞是补其中气，补合谷是补气中有提气的作用，两穴合用对于以气虚气陷为主要特征的患者立显良效。

案九

某女，干部

颈椎不适，在坐卧的时候一切正常，但在站立或行走时只要一抬头，即感觉背后右夹脊处附近有如电击，经颈部上头直至眼眶，向下窜至足后跟，眼睛发黑，有种天要塌下来的恐惧感。

【望诊】

患者年龄约四十多岁，身高不到一米六，身形略显单薄，肤色白，声音略带沙哑，说起话来的时候要提一下气的样子，四肢平正，肌肉瘦削，神志正常。

【问诊】

半年多来，右侧颈肩不舒服，在坐卧的时候一切正常，但在站立或行走时只要一抬头，即感觉背后右夹脊处附近有如电击，向上经颈部过头直至眼眶，向下窜至足后跟，眼睛发黑，有种天要塌下来的恐惧感。没有跌倒或碰撞外伤。曾到某医院拍片检查，结果是第五第六节颈椎有轻微的骨质增生，予常规的理疗和推拿针灸一个疗程，无效。血压正常。有浅表性胃炎和胆汁反流病史，时有发作，当下无异常。

【触诊】

颈部肌肉瘦削，颈椎关节排列正常，无痛点，无条索状肌块和疙瘩结节，无紧张感，皮肤温度正常，未见外伤疤痕；

肩部肌肉瘦削，肩关节活动正常；

胸椎后棘突排列正常，关节间距正常，第四节胸椎右侧夹脊处有一明显的压痛点，按压时有一微小的条索状肌腱，患者确认就是这个点向上向下辐射；

胸廓及肋间肌正常。

【诊断】 胸椎第四节右侧小关节紊乱（错位）。

【治疗】

患者俯卧，取高约五厘米，硬度适中的枕头放置于患者胸部上方，患者的头颈肩都自然地放松放置在枕头上。

我双臂伸直，以双手掌重叠按在患者的错位的胸椎小关节部位，嘱其用嘴深呼吸，当其深呼气时，随着呼气我按在其胸椎上的双手掌缓慢均匀用力向下按，候其呼气尽时，用身体摧动双手掌，以脆劲向下按压，即听到咔的一声脆响，复位成功。

【效果】 一次治愈

【思考分析】

本案例是较为典型的由于胸椎小关节紊乱（错位）而表现为颈肩部不

适的病案。这类型的情况在临床上非常常见，有的是以单一的形式出现，有的是与其他颈肩部症状同时出现，如本案例就是单一出现的情况。凡是这类型的问题，辨证的要点是患者抬头后仰时，错位的胸椎关节同侧的颈部有痛感并辐射到肩胛骨边上或者夹脊上，当用手按住夹脊上的痛点，嘱患者再抬头时，原有的痛感消失或者减轻，即可确诊为胸椎小关节紊乱（错位）。

对于老年患者，要慎之又慎，因老年人多有骨质疏松的情况，用按压复位法容易引起胸肋骨骨折而出现危险。慎之！慎之！

如果是老年患者，可以用按揉夹脊痛点的办法，松解相关肌腱，也可以取得一定的疗效。

案十

某男，职工

头后部近风池穴的地方肿胀，用手抚摸时又没有任何异常，每次感觉肿胀一会后，就出现头痛，整个头都痛，好像连头发都痛不可忍，面部皮肉向后扯起，像猫被人扯住后颈一样，龇牙咧嘴的。两年来每到周末就前往广州各大小医院打卡报到，皆无片效，苦不堪言。

【望诊】

患者年龄约三十多岁，身高约在一米六五左右，体形中等，皮肤白，身体肌肉略显松弛，语言表达能力强，表情丰富，神志正常。

【问诊】

两年前开始发病，头后部近风池穴的地方有肿胀的感觉，用手抚摸时又没有任何异常，每次感觉肿胀一会后，就出现头痛，整个头都痛，好像连头发都痛不可忍，面部皮肉向后扯起，像猫被人扯住后颈一样，龇牙咧嘴的。发病时间没有规律，初时是几天一痛，后来发病密度越来越高，一天之内会痛无数次，有时夜晚睡觉时会突然痛起来，现在主要靠止痛药来控制，苦不堪言。不爱运动。有长时间半躺着在床上看手机的习惯。两年来每到周末就前往广州各大小医院求诊，各种头颈部的检查又无异常，中西药内服、中药外敷、推拿、针灸等等，皆无点效，反而是在做颈部牵引治疗后越来越痛。

【触诊】

颈部两侧风池穴的部位有胀痛感，皮肤无异常，皮下组织没有结节和条索状肌腱显现；

颈后肌腱较为紧张，没有痛点痛感；

颈椎排列正常，后棘突和左右横棘突没有痛点，颈部两侧肌肉松紧度适中；

双肩关节活动正常，肩臂手感觉正常，双肩胛骨正常，没有酸麻胀痛感；

在胸椎第九节两侧棘突下的肝俞穴，有明显的压痛感，在按压该痛点时，患者告知颈部风池穴的胀痛点的胀痛感有所改变，当继续加大按压力度时，患者再次告知颈部风池穴好像开了两个洞似的，有沙子往下流出，异常舒服。

【诊断】 胸椎第九节两侧棘突小关节紊乱（错位），导致颈伸肌头部连接点痉挛。

【治疗】

一、患者俯卧，我以两手拇指按压在其肝俞穴痛点上，按揉推拨该痛点及周围的肌腱，至痛感大幅度减轻为止。

二、患者在诊床上取跪坐姿势，双腿双脚并拢，双脚掌绷直放置在床上，臀部坐在双脚后跟上，上身正直，自然放松，双手十指交叉置于脑后。我双脚并拢蹲在患者身后，双手从患者腋下穿过扣住其双肩后拉，双膝盖顶在其肝俞穴，当患者上身体重的支撑点完全落在我的双膝盖上时，我双手扣住患者的双肩向后向上用力提拉，同时双膝盖用力向前一顶，咔的一声响，复位成功。

【效果】 复位后，患者告知两侧的风池穴像开了两个洞，里面有热的沙子往下流似的，头面发热，大有甘露灌顶的感觉，持续了几分钟。痊愈。

【思考分析】

本案例症状怪异，又无明显的诱发原因，考虑到患者两年多来遍尝各种疗法，都是针对颈部做文章，并没有取得理想的效果，反而有加重的迹象，因此在查体后基本排除了颈椎致病的原因。因为患者有长时间半躺在床上玩手机的习惯，胸椎长时间向后弯曲，加上不喜运动，肌肉强度偏弱，所以就推断可能是胸椎小关节错位而导致的。通过按压胸椎各关节和棘突，在第九节胸椎旁的肝俞穴附近部位，找到了与风池穴胀痛点相对应的关联点，从而得到了确诊。

案十一

某女，经商

半个月前在发廊仰卧洗头时，听到颈部一声轻响，即感觉右肩颈部拉扯痛，向右转头时疼痛加重。

【望诊】

患者年龄约五十岁，身高一米六左右，体形瘦削，皮肤白，神志正常。

【问诊】

半个月前在发廊仰卧洗头时，听到颈部一声轻响，即感觉右肩颈部拉扯痛，当时就不能继续仰卧着把头洗完，只能坐起来低头来洗头。当天晚上睡觉时不能仰卧和左侧卧，右侧卧时无疼痛感，翻身时有拉扯痛感，可以忍受。白天站行坐都没有不适，只有向右转头时右肩颈部拉扯疼痛感加重。双肩活动不受影响。

【触诊】

患者颈部肌肉正常，无明显的紧张；

颈椎第三节后棘突左侧有一压痛点，用力按住该痛点令患者向右转头时，原有的拉扯痛感消失，其他节颈椎后棘突正常无痛点；

颈椎左右横棘突无异常；左右肩部肌肉状态正常。

【诊断】颈椎第三节后棘突向左轻微移位

【治疗】

患者坐姿，我站立在患者身后，右手在其面前横绕，右手掌轻扣住其左侧后头颈部，我左手拇指顶按在其颈椎第三节后棘突左侧痛点，嘱患者向右转头，至最大角度时，再用自主闪动力向右转，同时我双手协同用力，右手向右向上提拉，左手拇指向右顶按，一声轻响，复位完成，症状消失。

【效果】一次治愈

【思考分析】

本案例是单纯的颈椎后棘突移位，没有夹杂着其他的症状，因此诊断和治疗相对简单。确诊的指标是颈椎第三节后棘突上有痛点，当按压住痛点并嘱患者向右转时，原有的症状明显减轻，而按压其他点时症状则没有变化。以我的临床经验，所有因颈椎棘突移位而导致的肩颈部症状，都可以通过类似的诊断方式予以确诊。但是治疗时还须有一个前提，必须排除颈部的器质性病变，如外伤、结核、肿瘤或椎间盘髓核脱出等，一旦出现上述情况，应建议患者到医院进行诊治，方可确保安全。

案十二

某男，干部

颈椎不适，各种动作都能完成，无痛感无拉扯感，但只是在坐车时不能坐副驾驶座，车一开动就头晕眼花，坐在小车后座时不晕，但只要凝神思考问题就马上头晕。

【望诊】

患者年龄约五十多岁，身高约一米六五，体形适中略瘦，面色红润，微有疲倦之色，步态沉稳。

【问诊】

颈椎不适，各种动作都能完成，无痛感无拉扯感，但只是在坐车时不能坐副驾驶座，车一开动就头晕眼花，坐在小车后座时不晕，但只要凝神思考问题就马上头晕。半年多来工作压力大，任务繁重，工作时久坐少动，嗜烟酒茶，饮食正常，睡眠多梦。血压血糖正常。

【触诊】

颈部椎体排列正常，椎间距正常，无痛点；

左右横棘突正常，肌肉状态正常；

颈椎第五节后棘突有一压痛点，用力按压时患者即感觉有眩晕，松手后眩晕消失；

肩部斜方肌紧张，背部双侧夹脊紧张，胸椎第五节旁的心俞穴上有压痛点。

【诊断】 形劳伤神之症

【治疗】

一、患者坐姿，我站立在其身后，以双手在其双肩井穴上行捏拿法。患者感觉有两股清气自颈后两侧升起，往头部两侧过太阳穴到达眼眶，眼睛感觉立时清明，异常舒服。同时，双肩有如卸下了千斤重担般的轻松。

二、患者俯卧，我以双手拇指按于其心俞（双）穴上行指针补法，轻提快按，提时拇指不离开穴位，按时要比提起的速度快，指力应渗透入穴内，一按一提为一数，三数一组，每组间略有停顿，重复操作，至患者背部发热，并向上透到头面时，结束操作。

【效果】患者当时就感觉自胸上至头颈肩异常轻松，精神清爽，自言已好了。

二诊，患者告知症状已消失，是来巩固疗效的。

【思考分析】

本案例是中医"五劳七伤"里的伤神症，诊断上容易误诊为颈椎间盘突出而引发的症状，应注意区分。本例患者是先有长时间的形劳意损，而后才出现相应的症状，我在辩证时就是抓住了凝神思考即出现头晕这个要点确诊的。

肩井穴是解郁理气最重要的穴位之一，肩井开则头颈开。心藏神，行指针补心俞穴即是补心神，心气圆则神圆。一开一合，效如桴鼓。

案十三

某男，经商

左臂怪病，手臂所有动作都能顺利完成，但向上伸臂时整只手臂像过电一样，瞬间发麻，必须立即放下，若是坚持撑举，即感觉手臂要炸开似的，当放下手臂时所有不适的感觉又瞬间消失。

【望诊】

患者五十岁左右，身高约一米六左右，体形健硕，皮肤黑，言语流利，神志正常。

【问诊】

在几个月前与朋友打羽毛球，向上跳起扣球时，听到颈部咔的一声响，当时没有感觉疼痛，继续打球也没有感觉异常。晚上回家洗澡晾衣服，用左手向上伸臂挂衣服时，整只手臂突然像被电击一样，瞬间发麻，立即软了下来，重复试了多次都是这种情况。若是坚持撑举，即感觉手臂要炸开似的，当放下手臂时所有不适的感觉又瞬间消失。双臂同时向上举或先举右臂则没有这种情况，如果只举左臂或先举左臂都会出现这种情况。其他动作都正常，也可以打羽毛球。近一个月来后颈大椎的部位有胀痛麻的感觉。

【触诊】

颈部肌肉状态正常，第六颈椎后棘突左侧有一压痛点，用力按住第六颈椎后棘突向右顶按，嘱患者举左臂，患者告知左臂有过电的感觉但程度较轻，同时后颈大椎部位的胀痛麻的感觉大为减轻；

左肩部斜方肌紧张，左肩胛骨下胸椎第一节左棘突处有一压痛点，用手指按压住胸椎第一节左棘突的痛点，再嘱患者举左臂，患者告知左臂没有过电的感觉出现，但后颈大椎部位的胀痛麻感没有变化。

【诊断】颈椎第六节后棘突向左侧移位，胸椎第一节左侧棘突小关节紊乱（错位）

【治疗】

一、患者坐姿，我站立在患者身后，右手在其面前横绕，右手掌轻扣住其左侧后头颈部，我左手拇指顶按在其颈椎第六节后棘突左侧痛点，嘱患者向右转头，至最大角度时，再用自主闪动力向右转，同时我双手协同用力，右手向右向上提拉，左手拇指向右顶按，一声轻响，复位完成。

二、患者俯卧，取高约五厘米，硬度适中的枕头放置于患者胸部上方，患者的头颈肩都自然地放松放置在枕头上。我双臂伸直，以双手掌重叠，掌根按在患者错位的胸椎第一节小关节部位上，嘱其用嘴深呼吸，当其深呼气时，随着呼气我按在其胸椎上的双手掌根缓慢均匀用力向下按，候其呼气尽时，用身体撼动双手掌，以脆劲向下按压，即听到咔的一声脆响，复位成功。

【效果】复位成功，症状消失。

【思考分析】

本案例的症状是由两个部位的分别错位而导致的。首先是打羽毛球跳起时头颈后仰角度过大，加上右手挥拍扣球，令胸椎第一节左侧棘突错位；而后颈大椎部位的胀痛麻是由于胸椎第一节左侧棘突错位后，长时间没有复位，椎体与椎体间的小筋日渐紧张，把相应的椎体拉扯移位。在触诊时得知，左臂上举时的电击感与胸椎第一节左侧棘突错位相关联，后颈大椎部位的胀痛麻感与颈椎第六节后棘突错位相关联，错位的部位与其症状表现具有一定相对应的指征，关联程度越高，对应性就越精准。

案十四

某女，家属

右肩臂麻痛半年，白天情况稍好，一到晚上睡觉时即加重，整只手臂酸麻痛，主要是酸，从骨里酸出来，极为难受，恨不得把手臂砍了。就诊时前医以颈椎病和肩周炎治疗，导致整个颈肩臂受伤，瘀青一片，皮肉皆痛不可触。

【望诊】

患者年龄约六十多岁，身高一米六左右，体形壮实，肩圆背厚，声音洪亮，神志正常。

【问诊】

右侧颈肩及手臂麻痛半年，能完成各种动作，做家务和负重都没有问题，但麻痛感一直存在着，白天情况稍好，一到晚上睡觉时就加重，整只手臂酸麻痛，主要是酸，从骨头里酸出来，极为难受，恨不得把手臂砍了。前往医院拍片检查，诊断为颈椎第四、五、六、七节骨质增生，伴有颈椎第四五、五六、六七节椎间盘突出，予针刺、推拿、敷药治疗两个疗程共二十次，效果不明显。又寻中医以口服汤药三十多付，同样效果不明显。再经盲人按摩师推拿一个月，反而导致整个颈肩臂受伤，瘀青一片，皮肉皆痛不可触。无外伤史。血压正常。

【触诊】

整个颈肩臂瘀青，皮肉皆痛不可触；

头颈活动正常，颈椎排列正常，每节棘突都有明显的伤痛点；

【诊断】 筋腱筋膜挫伤

【治疗】

患者俯卧，我以右手掌心轻抚在其颈部，用极轻柔的力度，按揉其颈部肩部大小臂直至手指，反复操作半小时。

患者仰卧，用同样的手法和力度，沿患者颈肩臂前沿再反复按揉半小时。

患者仰卧，外展右臂，掌心向上，自然放松。我以双手掌重叠，掌根按压在其右大臂内侧动脉搏动处，按住一分钟，至患者掌指发胀发白冒凉气时，突然松开按压的双手，其被阻隔的血液一下子直冲而下，掌指一阵发热。重复按压三次。

【效果】酸麻痛有所减轻。

二诊：

患者当天晚上酸麻痛感有所减轻，效不更方，治疗方法同上。

三至十诊：

至第七诊时，酸麻痛感已消失，巩固三次，至第十诊后结束治疗。

【思考分析】

本案例确实有颈椎病，这个情况也得到影像资料确诊。该患者刚发病时，很大程度上是由于颈椎病导致的相关症状，但到我处就诊时，已经转变为推拿及其他治疗时手法力度过大而造成的筋腱筋膜受伤。根据中医"急则取其标"的原则，先治疗其受伤的筋腱。在这个过程中同时观察分析颈肩部的状况，发现颈肩部的症状不明显，主要在于筋腱的受伤，因此一直只是治疗受伤的筋腱，最终令长时间困扰患者的酸麻痛症状得到了解除。

这个案例也比较容易受先入为主的思想影响，因为颈椎上的确有病变，好在患者颈肩臂都有伤痕，才不至于再走弯路，徒增患者的痛苦，还延误治疗。

案十五

某男，武警干部

右小臂及掌指发麻疼痛一个多月，不能持物，不能握笔和使用筷子，持物时小臂痛，握笔和使用筷子时全手掌痛，右掌指间肌肉发紧，医院以中风前兆治疗两个疗程共二十次，无效。

【望诊】

患者年龄约四十岁，身高约一米六五，中等体形，略瘦。步态稳健，眼神坚定，神志正常。

【问诊】

一个多月前，右手小臂及掌指发麻疼痛，尤其是麻感强烈，如针刺般；不能持物，不能握笔和使用筷子，持物时小臂痛，握笔和使用筷子时全手掌痛，右掌指间肌肉皮肤发紧，略有下陷。医院怀疑中风前兆，做完头部全套检查，一切正常，予预防中风治疗两个疗程共二十次，症状无改善。爱好运动，每天下午跑步三千米，晚饭后打乒乓球两个半小时，发病前曾经有一个多星期晚上打乒乓球时间超过四个小时。无外伤和外伤史。血压正常。

【触诊】

患者颈椎排列正常，活动角度正常，颈部肌肉强壮富有弹性，颈椎第六节后棘突右侧有一压痛点；

右肩斜方肌发达，右大臂正常，无紧张无痛点；

右肘关节正常，无痛点；右小臂肌肉皮肤整体紧绷，与左小臂放松自然的状态呈现明显差别。掌指间肌肉皮肤紧绷，略有下陷，皮肤发白，温度略低。掌指握拳动作正常，但麻感始终存在，不随掌指动作而变化。

【诊断】

颈椎第六节后棘突向右错位，右手小臂和掌指肌腱痉挛。

【治疗】

一、患者坐姿，我站立在患者身后，左手在其面前横绕，左手掌轻扣住其右侧头后颈部，我右手拇指顶按在其颈椎第六节后棘突右侧痛点，嘱患者向左转头，至最大角度时，再用自主闪动力向左转，同时我双手协同用力，左手向左向上提拉，右手拇指向左顶按，一声轻响，复位完成。

二、患者坐姿，右臂放松放置在桌面上，我以双手拇指按压在患者的右小臂上，长按轻揉，直至感觉到指下紧绷的肌腱变为放松状态，部位从肘关节向下至五指尖，所有肌腱都进行全方位的按揉松解。

【效果】颈椎第六节压痛点消失。小臂及掌指紧绷的感觉和麻感大为减轻。

二诊：患者右小臂和掌指肌腱紧绷和发麻的感觉已大为减轻，持物时小臂不太痛，也能够握笔和使用筷子了。颈椎已无症状，故不再治疗颈部。小臂和掌指则如前法继续治疗。

至七诊时，所有症状消失，痊愈。

【思考分析】

由于本案例在医院里按中风前兆治疗时，所有头部检查的结果均正常，于是在诊断时，我首先排除了中风这个方向。触诊时呈现出来的都是肌肉肌腱的问题，又得知发病前患者打了一个多星期长时间高强度的乒乓球，两者合参，故做出了小臂及掌指肌腱痉挛的诊断。治疗时先整复错位的颈椎，又再排除了因颈椎问题而导致的症状。从治疗的情况来看，诊治无误，因此取得了良好的效果。

本案例是手臂和掌指肌腱的症状，但在临床上多误诊为颈椎病而引发的，所以放在本章内，以作为提醒之用。

肩　部

案一

某男，羽毛球省队运动员

半年前一次训练时肩颈部拉伤，队医予针刀治疗后颈部痛减，但逐渐变成从大臂到小臂到手掌手指疼痛，该患者坚持边治疗边训练，直至三个月后发展到全身都痛，并且痛感与呼吸的深浅和频率快慢有关，除了手掌心有明显痛点，其他各处均无明显痛点。从队医到省运动创伤中心，再到各大医院，遍寻名医高手，针、灸、药无数，曾最多一次仅掌心部位就扎了三十五根针，皆无点效。

【望诊】

患者十八岁，身高一米六五，身形中等，肌肉健硕，反应灵敏。

【问诊】

半年前一次训练时肩颈部拉伤，队医予针刀治疗后肩颈部痛减，但逐渐变成从大臂到小臂到手掌手指疼痛，该患者坚持边治疗边训练，直至三个月后发展到全身都痛，并且全身痛感与呼吸的深浅和频率快慢有关，除了手掌心有明显痛点，其他各处均无明显痛点。从队医到省运动创伤中心，再到省内各大医院，遍寻名医高手，针、灸、药无数，曾最多一次仅掌心部位就扎了三十五根针，皆无半点效果。现在手不能握羽毛球拍，不能握笔和抓筷子，抓握越小的东西疼痛来得越快越剧烈，痛到要立即甩掉。肩臂手各关节活动正常，但如果手里抓握着任何的东西不放，手掌疼痛的感觉就向上传导，从手到腕到小臂大臂直至拉扯到右耳后根都胀痛不已。全身的痛感平时不明显，一旦做运动时，就开始痛，全身像被捆绑着一样，越来越难呼吸，越是用力呼吸就越痛，必须马上停止运动，虽然感觉全身都痛，但又没有明确的痛点。

【触诊】

右颈右肩肌肉发硬大小臂肌肉发硬，掌指发硬，从颈到肩直至掌指皮肤紧绷，小臂及掌指颜色青白，所有发硬紧张的肌肉按压时都有强烈的酸胀痛感，尤其以掌指间的肌腱更为强烈，直呼痛不可忍。两侧胸肌和肋间肌发硬，按压时都有明显的酸胀痛感，右侧比左侧肌肉发硬程度和酸胀痛感都显强烈。整个腰腹部肌肉紧张，不能随呼吸自然收腹放松，按压时酸胀痛感明显，不能深呼吸。

【诊断】

右肩臂及掌指肌肉肌腱过度劳损，痉挛；胸腹肌肉及肋间肌痉挛。

【治疗】

一、治疗肩颈、大小臂和掌指痉挛。患者仰卧，自然放松，两手略外展放置于床上，我于患者右侧，令患者五指并拢，这时患者右手指、掌、大小臂开始胀痛直至右耳后根，在其右耳后胀痛的筋腱触压，找到疼痛感最强的点，这时令患者松开并拢的五指，以拇指按压，直至此筋腱变松变软为止。然后以此类推，分别在肩部、大臂、小臂找出所有胀痛的筋腱，用拇指按压的方式一一予以松解，皆以胀痛的筋腱变松变软为止。

接着再重点在右手掌的掌心掌背和五指，分别找到酸胀痛的筋腱和反应最强烈的点，以拇指按压的方式再一一予以松解，直至此筋腱和反应点变松变软为止。

治疗一次后，患者告知，右手掌指、大小臂及肩颈有一种先是发热，接着出现空的感觉，原有酸胀痛麻的感觉大为减轻。以此方式治疗，症状一次比一次减轻，共诊治十五次，右手掌指、大小臂、肩颈症状消失，轻松自如，日常各种动作皆无不适，遂告治愈。

二、治疗胸腹部肌肉痉挛。患者仰卧于床上，自然放松，我于患者右侧，令患者右手上抬弯臂，放置于枕头上，我以两手拇指置于其右侧锁骨下沿，一点一点地按压，左侧以胸骨为界，右侧直至肋骨边上能摸到的点位为止，从上到下所有的肋骨和肋间肌，一根一根肋骨地按压，包括了肋骨骨面、肋骨上沿下沿、肋间肌。在按压时，患者的肋骨和肋间肌肉皆出现了轻重程度不一的痛点和痛感，在这些痛点上以患者能接受的力度重点地给予按压，直至痛感变轻为止。

令患者放下上抬置于枕头上的右臂，伸直自然地放置于床上，再以上法重复操作一次。

同样的方式，左侧操作一次。

手拇指按压的方式从上到下按揉腹肌，把每一个酸胀痛点都进行按揉，直至痛感变轻，肌肉变松软为止。

患者俯卧，以胸腹部的操作方式再操作一次，部位从两侧肩胛骨上沿向下，直至两侧臀部肌肉为止，包括肩胛骨、夹脊、肋骨、肋间肌、腰肌和臀部的肌肉群，按揉至所有痛感变轻，筋腱、筋膜、肌肉变松变软为止。

如此治疗一次，患者告知，全身被捆绑的感觉大为减轻，呼吸变得深长了，共治疗三十次，症状消失，恢复了大强度的羽毛球专业训练，且在半个月后以羽毛球专项排名第一的成绩，被某名牌大学录取。

【思考分析】

本病案是由肩颈部受伤开始，发展到右侧肩颈、大小臂、掌指及整个上半身的疑难病症。因为由肩颈部开始，所以把此病案放在肩部这篇章里。

本病案的发病原因并不复杂，最开始是由于肩颈部拉伤而造成的肩颈部损伤。但由于患者坚持训练，忍痛训练，所以在训练的过程中，由于受伤的肩颈部疼痛，引发了全身肌肉过度紧张，再加上训练的强度过大，时间过长，所以导致了肩颈部的情况逐步发展到手臂，掌指乃至上半身的肌肉受损痉挛。所以在辨证的时候要条理清晰，先从其因开始，理顺前因后果，分段治疗。

该患者的症状实际上分为两部分，一部分是肩颈、大小臂乃至掌指的痉挛。一部分是上半身胸腹肋间肌、腰肌的痉挛。这两部分以肩颈部的损伤为前因，上半身的胸腹肋间肌、腰肌的损伤为后续。诊断的要点是，右侧肩颈、大小臂乃至掌指的痉挛与运动相关联。而胸肌、腹肌、肋间肌、腰肌的疼痛与呼吸相关联。治疗时，首先治疗右侧肩颈、大小臂及掌指的痉挛，以消除其病因。其次，再治疗其胸肌、肋间肋、腹肌、腰肌。两者交替进行，即一诊治疗手臂，二诊治疗胸腹腰，三诊再治疗手臂，如此循环。此病案虽为疑难，但由于诊断细致准确，治疗手法精到得当，因此取得了满意的疗效。

案二

某女，经商

左肩部剧烈疼痛，活动受限，向前和侧身上举只能平肩部，自己不能穿衣服，睡觉时只能平躺和右侧卧，左侧卧则剧痛。

【望诊】

患者年龄约四十多岁，身高约一米六左右，略瘦，面色红润，神志正常。

【问诊】

四天前出差，自己开了一路五个多小时的长途车，中途没有休息，回家休息睡了大半天，起床的时候左肩就开始有点痛，也没怎么注意，以为休息一下就会好了，谁知道这一天比一天痛，左肩活动开始受限，向前和侧身上举只能平肩部，自己不能穿衣服，睡觉时只能平躺和右侧卧，左侧卧则剧痛。因其是左撇子，平时多为左手用力多，出差期间因床枕不舒服也没有休息好。睡觉时有个习惯，向左侧睡的时候喜欢压着左臂睡。

【触诊】

左侧颈部肌肉轻度紧张，左肩峰处有明显的压痛点，整个左肩肌肉紧张，侧举和向前抬举时只能到达平肩约程度，且越高越痛，不能向后背手，用手顶住左肩前部向后推时，没有不适的感觉，用手顶住左肩臂后部向前推时则疼痛感明显加重；无红肿热，无骨擦音，大小臂力量正常，握力正常。

【诊断】

左肩关节外旋过度而导致关节轻微转位。

【治疗】

患者坐姿，我以拇指按压揉法分别松解其颈部肌肉，左肩部肌肉，左肩胛骨部肌腱，整个左大臂肌肉，力度深沉，透达骨面，时间三十分钟。

一次治疗后，患者告知肩部轻松多了，但手的抬举和向后背手的情况变化不大。

二诊：

患者肩部肌肉已明显较一诊时放松，继续以前法放松一遍。接着，我再以两手掌托扶其左手腕处，令其以肩为中心，手臂慢慢地从外向内画圈，转几圈休息一下，再转几圈又休息一下，当其手臂转至最高点且精神很放松的时候，我突然松开托扶着其手腕处的双手，令其手臂突然失重下落，只听到咔的一声轻响，伴随着患者的一声惊叫，关节复位了。此时患者肩部疼痛的感觉完全消失，各种角度的动作能自主完成且没有痛感，痊愈。

三诊：

患者左肩已完全康复，再以一诊时放松肌肉肌腱的方法松解一次，完美收官。

叮嘱患者改掉左侧睡觉时要压枕着左臂的习惯。

【思考分析】

本病案的辨证重点在于，用手把肩关节往前推动的时候，患者疼痛明显加剧。这个动作就和躺在床上左侧卧，压着肩膀把肩关节往外顶的情况一样。我在临床中发现，所有出现这种情况的肩膀疼痛，都是因为在睡眠过程中过度放松，把肩膀往外顶了出去，造成的肩关节轻度移位，形成了肩关节疼痛和活动障碍。这种情况的治疗，首先要把肩关节周围紧张的肌肉群放松，然后用特定的动作，把患者的注意力引开，再以小角度、轻手法来完成关节的复位。从而减轻了患者的痛苦，并且在最短的时间内完成治疗。

在治疗过程中还要注意，不能使用蛮力，硬拉硬拽，以免造成新的损伤。还要叮嘱患者适当调整睡眠的习惯姿势，以免肩关节再次移位。

案三

某男，干部

左肩臂麻痛一个多月，只有手臂下垂时麻痛，拎包时痛，搬抬重物时剧痛，抬举手臂不痛，把手放在办公桌面上或开车的时候都不痛。

【望诊】

患者约五十岁左右，身高一米七，体态中等，神智正常。

【问诊】

左肩臂麻痛一个多月，只有手臂下垂时麻痛，拎包时痛，搬抬重物时则剧痛，抬举手臂时不痛，把手放在办公桌面上或开车的时候都不痛。到医院里做过检查，大脑、颈椎都没有问题。也服用过中西药，做过推拿、按摩、针灸、拔罐。但就是疼痛不减。疼得厉害时，要服用止痛药，才能坚持日常工作。患者回忆道，在一个多月前，在工地里指挥工人干活，地面上有一根钢筋露了出来，斜插在路面上，他就用左手猛拽了几下，把钢筋拔了出来。印象中就是从这以后出现了这个情况。平时不爱运动，除了动脑和动嘴，其余基本不动。其自嘲说，属于久坐多吃死不动之人。血压正常，无其他病史。

【触诊】

颈部肌肉正常，无痛点；左肩部肌肉略紧，左大臂肌肉极度紧张，在肱三头肌处有一明显的包状筋结；小臂及掌指肌肉紧张，无明显筋结；整个手臂皮肤紧绷，肤色显青白；左胸大肌有一明显筋结，捏之直呼痛不可忍。

【诊断】由于过度爆发力而导致的左胸大肌和左臂肱三头肌痉挛，筋腱结节。

【治疗】

一、患者仰卧，身体放松，双手置于床上。我以拇指按压的方式，松解其左胸大肌，重点在于其结节的筋腱。在结节的筋腱上用按、压、推、揉、捏、拿的手法，使之逐步的变软，变松。另外，从锁骨往下所有肋骨间的疼痛点，都要一一找到，并且用按揉的方式使之变软，变松，疼痛感减弱。

二、以拇指按压的方式，松解其左大臂、小臂、掌指紧绷的肌肉群。重点在于肱三头肌上的筋结节点，予以重压重揉。使肱三头肌上的筋腱结节点变松变软，直至整只手臂的肌肉筋腱都变松变软为止。

二诊：

治疗一次以后，其左臂的麻痛感觉大为减轻，肌肉皮肤都松弛下来。效不更方。以上法继续做治疗。

三诊：

治疗两次以后，其左臂的麻痛感觉已经完全消失，皮肤肌肉松紧度正常，皮肤颜色正常，各种角度的活动一切正常。再巩固治疗一次，痊愈。

【思考分析】

本病案的辨证要点在于，患者是一个不爱运动的人，其肌肉力量必然较为薄弱。在其使用爆发力，猛力拉拽钢筋的时候，必然会导致相关的肌肉群过度紧张乃至痉挛。在触诊中找到的胸大肌的筋结节疼痛点，以及肱三头肌上的筋结节疼痛点，进一步证明了其手臂的麻痛感觉，来自胸肌和肱三头肌的痉挛和筋结节。在治疗时，只要把结节的筋腱和肌肉松开，自然就可以取得理想的治疗效果。

案四

某男，武警干部

运动时俯卧向地，右手单臂支撑，在完成动作过程中感觉肩部突然发软，身体摔倒在地上，右臂被夹压在身下，之后右肩部疼痛，某医予小针刀治疗五次无效。

【望诊】

患者年龄约三十五岁左右，身高约一米八，体型健硕，肌肉发达，反应灵敏。

【问诊】

十天前做运动的时候，时值寒冬，没有做好准备运动，直接就在单杠上做了几个动作，做完之后感觉右肩有点发酸，也没有注意，然后又俯卧向地，用右手做单臂俯卧撑，在完成动作过程中感觉肩部突然发软，身体摔倒在地上，右臂被夹压在身下，之后右肩部开始疼痛，不能上举，穿脱衣服困难。某医予小针刀治疗五次无效。

【触诊】

颈部肌肉正常，无痛点；颈椎排列正常，无痛点；肩部三角肌极度紧张，有一条索状筋结膨起，按压此筋结较为疼痛，嘱患者摆动手臂时痛感就是来自于此筋结；大小臂肌肉正常，无痛点，三角肌上还有几处小针刀治疗时留下来的伤口。

【诊断】右肩关节三角肌扭伤，并小针刀创伤。

【治疗】

因为患者刚做完小针刀，肌肉上还留有创口，所以就不能直接在扭伤的肌腱上做治疗。故按《黄帝内经》中上病下治，右病左治的原则，在患者腿部寻找反应点治疗。

患者仰卧于床上，双手双腿放松，自然伸直，我于患者左小腿面，约在丰隆穴附近找到一个按压时痛感最强烈的点，以拇指垂直予以重按重压。按压时患者直呼痛不可忍，同时有一股麻痹感从按压的痛点向下串，直至第二第三脚趾。当按压至小腿的反应点痛感减弱时，结束本次治疗。

【效果】患者手臂已能抬举至头上，但还没能完全伸直。

二诊：

患者右臂已能完全伸直过头，但肩部原伤筋点还有疼痛感。效不更方，如前法继续治疗。

三诊：

患者右肩已恢复正常，除了小针刀的创口有一点点痛感，其他肌肉肌腱已无痛感，各种角度的活动均无不适。予肩臂部肌肉施行拿捏手法放松一遍，结束治疗。

【思考分析】

本病案是一个很普通很常见的肩关节肌肉扭伤，在正常情况下用手法在受伤的筋腱上进行松解就能够取得显著疗效，但由于该患者之前做过了小针刀，还留有创口，就不能在局部施治了。还好老祖宗留有缪刺妙法，《黄帝内经·缪刺论》"岐伯曰：邪客于经，左盛则右病，右盛则左病，亦有移易者，左痛未已而右脉先病……故络病者，其痛与经脉缪处，故命曰缪刺。夫邪客大络者，左注右，右注左，上下左右，与经相干，而布于四末，其气无常处，不入于经俞，命曰缪刺。"因此师古法，以指针治之，同样取得了良好的疗效。

案五

某男，退休干部

一年前的一天，早上起床后右手就动不了了，经某医院检查确诊为臂丛神经损伤。

【望诊】

患者年龄七十岁，身高约一米六五左右，体型中等，思维敏捷，性格开朗，声音响亮。右臂软而无力地垂挂着，大臂肌肉萎缩，小臂及手腕手指浮肿。

【问诊】

一年前在外地出差，接待方热情好客，喝了不少酒，回到住地后倒头就睡，第二天早上起床后，发现右臂控制不住了，一点都抬不起来。皮肉知觉正常，不痛不胀不麻不酸，即到当地医院就诊，无法确诊治疗。接待方也请了一些医生做了针灸和拔罐，没有效果。回家后又去了某大医院住院十一天，各种检查，最后确诊为臂丛神经损伤，并告知目前没有有效的治疗方法，遂出院。之后遍寻各种方法治疗，仍然无效。

当下症状就是右臂无法抬举，向前只能稍微离开身体一点，还直往下掉，连握个手都不行。吃饭时只能用左手抬着右手去取菜，放回盘子上，身体向前趴着吃。不痛不酸不胀不麻。手腕僵硬。

【触诊】

右肩关节微向前突出并外旋，肌肉萎缩，粘连，无痛点；右大臂肌肉萎缩，筋腱僵硬，无痛点；右肘关节筋腱僵硬，无痛点；右小臂肌肉松弛，筋腱僵硬，无痛点；右手腕僵硬，旋转弯曲动作受限；掌指无异常，握力正常。

【诊断】 右肩关节向前突出，卡压损伤臂丛神经。

【治疗】

一、患者仰卧，我以捏拿法松解其肩部肌肉、背部肌肉、胸部肌肉，直至相关肌肉变松软为止。

二、再以摇臂法整复转位的肩关节。患者仰卧，我以右手握住其右手腕向外牵拉抬起，并顺时针划圈，越划越大，同时我以左手五指抓扣住其肩关节处往外捏提，并配合大臂顺时针划圈，当我左手感觉其肩关节开始松开时，再向内扭转其手臂，一声轻响从其肩关节处传出，肩关节复位。

三、再以拇指按压法松解其大小臂紧绷的筋腱。

【效果】

经二次治疗后，患者的右臂已能向前抬起平肩。嘱咐患者开始抬臂锻炼，每次力尽为止。

至二十诊时，患者右臂向前抬举掌指已高出头顶。再在其所有萎缩的肌肉上，以拇指行指针补法，即以双手拇指按于其相应的肌肉上，紧按轻提，三次一组，每组间略有间隔，重复操作，至患者感觉被按处肌肉发热时停止。

至五十诊，患者右臂抬举程度进一步提高，小臂已经初步可以有自控弯臂的力量。

此时患者因故中断了治疗，只能嘱咐其加强手臂各部位的锻炼，以求巩固已取得的疗效。

至五个月后电话随访，患者告知右臂情况进一步好转，各种角度的活动范围进一步加大，控制力和灵活程度都明显地提高，并发来照片加以证明。

【思考分析】

本案例患者的右臂臂丛神经损伤和肌肉萎缩，是由于肩关节移位卡压了臂丛神经，因此在整复错位的肩关节后，就同时解决了神经卡压的问题，并以指针大补其局部气血，即可以修复其受损的神经，再予加强锻炼，萎缩的肌肉自然就可以得以康复。

背　部

案一

某男，经商

一年多来，背部胸椎有一点呈放射性疼痛，时有时无，时轻时重，严重时如针扎似的痛彻心肺，整个胸背部无处不痛，医院予各种检查一切正常。针药无数，无效。

【望诊】

患者年龄约四十岁，身高一米七左右，体型中等，思路清晰，反应灵敏，语言表达能力和逻辑性很强。

【问诊】

一年多来，背部胸椎上有一点呈放射性疼痛，时有时无，时轻时重，严重时如针扎似的痛彻心扉，整个胸背部无处不痛，同时伴有呼吸紧张、短浅。不爱运动，无外伤史。医院予各种检查如心胸肺胃神经等等，一切正常。不予治疗。患者又转向民间寻医问药，有以湿热治之、有以火盛治之、有以肺气虚治之、有以肝肾虚治之，总之针药无数，反复折腾，终归无效。

【触诊】

肩关节活动正常，无痛点；肩部肌肉正常，无痛点；肩胛骨部肌腱正常，无痛点；两侧夹脊肌腱正常，无痛点；两侧胸椎小关节正常，无痛点；第一至第四节胸椎后棘突正常，无痛点；第五节胸椎后棘突有一压痛点，向右有轻微移位，在该点上按压时患者确认就是这个点的疼痛，用力按压时患者有舒服的感觉，好像呼吸也变得深长了。

【诊断】第五节胸椎后棘突向右后侧轻微移位

【治疗】

一、患者俯卧，双手置于身体两侧，全身放松。我以拇指按揉拨推放松其第五节胸椎周围的肌腱，时间约十分钟。

二、患者俯卧，取高约五厘米，硬度适中的枕头放置于患者胸部下，患者的头颈置于枕头外且略低，胸椎自然地放松隆起，放置在枕头上。

我双臂伸直，以双手掌根重叠按在患者错位的第五节胸椎后棘突部位，嘱其用嘴深呼吸，当其深呼气时，随着呼气我按在其胸椎上的双手掌根缓慢均匀用力向下按，候其呼气尽时，用身体摧动双手掌，以脆劲向下按压，即听到咔的一声脆响，复位成功。

【效果】复位后，患者坐了起来，连续打了几个很响的嗝，长出了一口气，说这一年多来就没有感觉像现在这样的舒服，太爽了。

【思考分析】

本案例从治疗技术上看，只是一个很简单的胸椎后棘突错位的情况。因此，治疗时并不复杂，只要把错位的胸椎后棘突复位就行了。之所以把此案例分享出来，主要原因在于诊断方面的区别。诊断时要注意，胸椎后棘突错位与胸椎后棘突筋腱痉挛相区别，这两者的情况在患者主观感觉是一致的，都是时轻时重，时有时无，严重时都会痛彻心胸。但胸椎后棘突错位，一般来说没有明显的筋腱痉挛结节点，并且症状在复位后立即消失；胸椎后棘突筋腱痉挛，一般会有明显的结节点，治疗时症状一般不会立即消失，而只是减轻，直至结节点完全松开并消失，症状才完全消失。

案二

某女，家属

春节前在家搞卫生，抬头举手擦窗户玻璃时手滑了一下，感觉背部胸椎一动，一阵痛感穿胸而过，同时自痛点以上失去支撑，整个身体塌了下来。就诊时由两人撑住腋窝，半抬着才能站立。

【望诊】

患者年龄约五十多岁，身高约一米六，略瘦，全身发软，没有一点支撑力，由两人撑住腋窝，半抬着才能站立，呼吸粗浅急促，面色苍白，神志正常。

【问诊】

过几天就是春节了，这几天一直在家里搞卫生，比较疲劳。今天上午在家擦窗户玻璃时，手滑了一下，身体失去重心，向前挫动了一下，感觉背部的胸椎一动，一阵钻心的痛感穿胸而过，同时从背部胸椎痛点以上好像失去了支撑，整个身体塌了下来，之后自己就站不起来了，坐着也要用双手支撑着才能稳住，休息了一个多小时才好点，就立即赶来求医。

【触诊】

肩关节活动正常，无痛点；肩部肌肉正常，无痛点；肩胛骨部肌腱正常，无痛点；两侧夹脊肌腱正常，无痛点；两侧胸椎小关节正常，无痛点；第一至第五节胸椎后棘突正常，无痛点；第六节胸椎有一压痛点；第七节胸椎以下骨骼肌腱均正常，无痛点。

【诊断】气虚并胸椎第六椎体向右侧滑动移位

【治疗】

一、患者俯卧，自然放松，我以双手拇指按于其脾俞（双）穴上，紧按轻提，一按一提为一次，三次一组，每组间略有间隔，重复操作，至患者感觉穴位出现热感并漫延至整个背部时停止。

二、患者左侧卧于床边，右手自然摆向身后，上身尽量向右转，左腿伸直平置于床上，右腿弯曲，右脚掌搭扣在左膝弯处，右膝悬空垂放于床外。我以左手掌根紧贴着患者第六节胸椎右侧，右手掌按在其右肩前，再以左膝压在其悬空的右膝上，右手掌将患者右肩向其身后推动，左膝同时向下压其右膝，同时发力，紧贴在其第六节胸椎右侧的左掌根，借助右手推动的力量随势用力推压第六节胸椎，从第六节胸椎处传出一声轻响，复位成功。

【效果】患者一跃而起，站立低头弯腰，甩手蹬腿，无任何不适，治愈。

【思考分析】

本案例因为患者身体素来气虚，加之连日劳作过度疲劳，而导致的胸椎椎体错位。因此在治疗时先补其气，以壮实其根本，再进行胸椎复位，效果良好。

　　胸椎椎体的错位和胸椎小关节紊乱（错位）有明显的区别。胸椎椎体的错位，会导致自错位的椎体以上部位失去支撑力，完全不能支撑身体。胸椎小关节紊乱（错位），只会出现局部疼痛感，但是不会出现失去支撑力的感觉，这是要在诊断过程中，加以区分的细节。如果同时出现以上两种症状，就有可能是胸椎小关节紊乱和胸椎椎体混合错位。治疗时就要先整复错位的胸椎椎体，使其身体恢复支撑力，然后再处理胸椎小关节紊乱。

案三

　　某女，家属

　　左背部胸椎与肩胛骨之间有一个点疼痛，日夜不止，就像钉了一枚图钉在那里，多年来如芒在背，难受极了。经多家医院检查都无法确诊。

　　【望诊】

　　患者年龄约六十多岁，身高约在一米六左右，体型中等，思维清晰，说话流利，声音洪亮。

　　【问诊】

　　大约在五六年前，感觉到左肩胛骨附近有一点点不舒服，因为感觉轻微，也不影响活动，就不太在意。大概是过了半年多，突然有一天晚上睡觉时，感觉到这个点胀痛起来，之后就一直在胀痛，躺着痛，坐着痛，总之不论什么姿势都痛，任何姿势胀痛的程度都一样，既不加重，也不减轻。从此以后一直在求医问药，医院检查也无法确诊，有作筋膜炎推断，有作骨膜炎推断，有作胸膜炎推断，甚至有作癌症转移推断，均不确诊，所以也无从下手治疗。中医的刮痧、拔罐、放血、针灸、推拿、烫药等等全都做了，并无改善。

　　【触诊】

　　胸椎排列正常，无痛点；肩部肌肉正常，无痛点；肩胛骨肌腱正常，无痛点；在第五节胸椎与肩胛骨之间的夹脊部，肌肉有轻微触痛点，但患者说还不是那个痛点；肩胛骨周围及下沿的肋骨和肋骨间肌肉均无痛点，无紧张；找来找去都找不到患者所说的那个痛点，但患者说那个痛点就在肩胛骨边上。让患者举起手来，伸展肩胛骨，也找不到那个痛点。最后，让患者把左手往后背，左肩向前靠，把肩胛骨往外拉起，翘起肩胛骨，在肩胛骨下面的肋骨间找到一个压痛点，这时患者说，对对对就是这个点，终于找到了。

【诊断】 左肩胛骨覆盖下的第四五肋骨间肌肉附着点痉挛

【治疗】

患者俯卧，不用枕头，脸面向左放在床上，右手自然放置在身体右侧，左手反转，左小臂靠在左后腰部，左大臂贴身，这时左肩胛骨翘起，露出肩胛骨覆盖下的痉挛点，我以左手四指扣住其肩胛骨向上提着，再以右手拇指在其痛点筋结上按揉推拨，令该筋结逐渐消散开来，疼痛感由重变轻直至完全消失。

【效果】 经一次治疗，症状消失，痊愈。

【思考分析】

本案例症状的特殊性在于痉挛的部位，处于肩胛骨覆盖下的肋骨间，若不是把肩胛骨提起，根本就找不到痛点和症结所在，患者之前屡治不效，原因也是出在这里。一旦找到了症结所在，问题也就迎刃而解了。

细心！细致！精准！

案四

某女，职工

十天前弯腰取物，起身时碰撞在打开着的柜门角上，当天晚上发起低烧，时冷时热，一夜不宁。次日晨起后一切不适皆无踪影，傍晚时低烧又起，至次日晨起又无任何不适，如此每天反复不止。

【望诊】

患者年龄三十多岁，身高约一米六，体态丰盈，面色微红，略有疲倦之态，左眼白睛巽卦之位有一青红点，言语流利，神志正常。

【问诊】

在十天前，弯腰低头取物，起身时忘记柜子上格的柜门是打开的，一下子就站了起来，左肩胛骨的位置碰在柜门下角上，当时感觉疼了一下，同时起了一身的鸡皮疙瘩，因为疼痛感不明显，所以也就没当回事。就在当天晚上无缘无故地发起低烧，时冷时热，一夜不宁。次日晨起后一切不适皆无踪影，傍晚时低烧又起，至次日晨起又无任何不适，如此每天反复不止。仔细询问之，患者回忆说晨起时口苦，不思饮食，心中略烦，因为注意力集中在低烧的感觉上，所以也不太在意。看过三次中医，共服用柴胡类中药九剂，无效。

【触诊】

左肩胛骨上沿边上有一明显压痛点，按压该痛点时痛感向周围发散，向上放射到左耳后，向前穿过肩井深入缺盆，向下至整个肩胛骨，又痹又痛。

【诊断】 挫伤少阳经筋

【治疗】

一、患者坐姿，我站立在患者背后，以右手掌根按压在其伤痛点上，顺时针划圈按揉，边按边揉，按揉36圈后再以掌根推按至肩峰下，此为一次，如此重复操作，直至该痛点出现皮下泛红并发热时为止。

二、患者坐姿，将左手掌及小臂放置在桌面上，掌心向下，我以右手拇指按在患者左手背的中渚穴上，行烧山火手法，紧按轻提，按下时略停，提起时不离开穴位，一按一提为一次，六次一组，每组间略为停顿，停顿时拇指处于紧按的状态，如此重复操作，至患者感觉穴位内出现热感时，我再以左手拇指紧压在贴靠中渚穴的手指方向的下方，右手拇指继续行烧山火法，此时患者告知穴位内的热感沿臂上行，过肩部痛点，直至左耳后根，顿时感觉左侧肩颈臂部和左侧头面同时出现一阵微汗，非常舒服。

【效果】 经一次治疗后，患者第二天早上来电告知，当天晚上身体非常舒服，症状完全消除了。

【思考分析】

本案例症状较为特殊，一般来说，挫伤扭伤撞伤后，都是受伤的局部肌肉或筋骨出现痛点，活动受影响，但该患者被撞击受伤的部位感觉不明显，反而出现反复发低烧的情况，因此难以作出准确的诊断，治疗就更加无从下手。在中医伤科中分为伤筋、伤骨、伤肉、伤气、伤血、伤经脉、伤经筋、伤穴位等等，该患者的症状是伤经筋而导致经脉紊乱。

《灵枢·经脉》："三焦手少阳之脉，起于小指次指之端，上出两指之间，循手表腕，出臂外两骨之间，上贯肘，循臑外上肩，而交出足少阳之后，入缺盆，布膻中，散络心包，下膈，遍属三焦；其支者，从膻中上出缺盆，上项，系耳后直上，出耳上角，从屈下颊至颇；其支者，从耳后入耳中，出走耳前，过客主人前，交颊，至目锐眦。"《灵枢·经筋》"手少阳之筋，起于小指次指之端，结于腕；上循臂，结于肘；上绕臑外廉，上肩，走颈，合手太阳。其支者，当曲颊入系舌本；其支者上曲牙，循耳前，属目外眦，上乘颔，结于角。其病：当所过者支、转筋，舌卷"。

对于这类症状的治疗，理筋活血、行气通经脉是核心，凡经脉所循行的所有部位受伤，用此方法都能取得良好的效果。

案五

某女，退休干部

整个背部疼痛多年，医院诊断为脊柱侧弯，称除手术治疗外没有其他的办法。

【望诊】

患者年龄约六十多岁，身高约一米五左右，体型中等略壮，思维敏捷，性格开朗，语速较快。

【问诊】

年轻时下乡插队干农活，各种重活都要干，肩挑背扛百十斤是每天的主要工作。从那时起，背部就开始疼痛，因为年轻扛得住，加上医疗条件有限，就没有治疗。回城后不再干重体力活了，二十多年没再犯病了。退休后，才逐渐开始疼痛起来，严重的时候背部不能离开椅子靠背，只要离开椅子靠背不到两分钟，整个背部就痛得不行了，连解大号都要半躺着，基本不能站立和行走，一定要外出时就绑两条护腰带，一条绑住腰腹，一条绑住胸背。医院检查诊断为脊椎侧弯，动员患者进行手术治疗，患者拒绝了。因为医生告知除了手术治疗外，没有其他的方法能够解决问题，所以患者就不再求医，一直熬着，痛得厉害了就吃一点止痛药。

【触诊】

胸椎整体向右侧弯，胸椎每节后棘突都有强烈的压痛点；

整个背部肌肉无处不痛，尤其是每条肋骨边沿都痛不可忍；

腰椎整体向左侧弯，腰椎每节后棘突都有明显的压痛点；

两侧腰肌极度紧张，胀痛感明显；

两侧腰骶部略有酸胀感，不痛。

【诊断】 脊椎侧弯；背部筋膜大范围痉挛；腰椎小关节筋腱痉挛。

【治疗】

一、患者俯卧，我以拇指按压法，从其大椎处至骶椎，每一节后棘突上的痛点，逐个按压松解，直至所有的痛点都明显减轻为止。

二、再以拇指按压法，把整个背部的所有痛点逐个按压松解，尤其着重按压每条肋骨上的痛点，直至其背部所有的痛点都明显减轻为止。

三、再以拇指按压法松解其两侧酸胀的腰肌，直至酸胀感明显减轻为止。

【效果】经一次治疗后，患者感觉大为轻松好转，背部像卸下了千斤重担似的，连空气都觉得清新了很多。

至三诊时，原有的痛感完全消失，活动正常，治愈。

【思考分析】

本案例患者确实存在着脊柱侧弯，要矫正侧弯的脊柱，当然需要手术治疗。问题是经过仔细触诊检查，发现其背部的疼痛和各种不适，不是来自脊柱侧弯，而是因为背部筋膜的大范围痉挛，因此消除了筋膜的痉挛，背部的疼痛和不适自然就消失了。

腰胯部

案一

某女，职员

生完孩子后，右侧后腰胝部至坐骨处有一根筋撕扯样疼痛，早上起床后尤为剧烈，迈步时要拖着右腿，很是痛苦。医院影像确诊为第四五节腰椎间盘突出，右侧耻骨前突，产后耻骨复合不全。

【望诊】

患者年龄约三十五岁，身高一米六，体型中等，秀气热情。

【问诊】

生完孩子后（孩子刚满一百天），右侧后腰胝部至坐骨处有一根筋撕扯样疼痛，早上起床时疼痛尤为剧烈，迈步时要拖着右腿，要到中午才逐渐缓解，很是痛苦，不能弯腰，不能下蹲。一个月前到医院检查，影像确诊为第四五节腰椎间盘突出，右侧耻骨前突，产后耻骨复合不全。嘱患者回家静养。

患者自言在十岁左右有一次腰痛，医院检查确诊为腰椎间盘突出，后以小针刀治愈。

从小时候到现在，睡觉时喜欢侧身半趴着睡，甚至是像猫睡觉的姿势一样，把手脚伸直垂吊在床外面睡。不爱运动，无其他病史。

【触诊】

腰椎排列正常，无侧弯，第四五节腰椎间和第五节腰椎后棘突有压痛点；

左侧盆骨正常，无紧张，无痛点；

右侧骶髂关节处有一压痛点，按压之非常疼痛；

右侧腹股沟处有一横向条索状筋腱呈现，触之较为坚硬；

臀部和大腿部肌肉紧张。

【诊断】 第四五节腰椎间盘突出，右侧骶髂关节向后错位，右侧耻骨向前错位。

【治疗】

一、患者俯卧，全身放松，我以拇指按压推揉松解其腰部、臀部、大腿部后侧和外侧肌肉，时间约三十分钟。

二、患者仰卧，全身放松，我以拇指按压推揉松解其腹股沟处坚硬的条索状筋腱和大腿部正面肌肉，时间约十五分钟。

三、患者仰卧，全身放松，弯曲右腿，我站立在患者右侧，左手扶按于其右膝盖处，右手握着其右小腿脖子处，双手合力把其腿部向身体方向推按，至感觉到患者的腹股沟处有卡顶时，将其大小腿紧贴，以脆劲向下垂直按压，咔的一声轻响，耻骨复位。

二诊：

手法松解如前，之后患者俯卧，我站立在患者右侧，双手掌根重叠按于患者骶髂关节最痛点处轻轻按揉，一边与患者闲聊以分散其注意力，当其注意力转移时，双手掌根发力向下垂直按压，咔的一声后，骶髂关节复位成功。

【效果】 两次复位后，症状解除。

三诊：不再复位，再以手法松解各相关肌肉筋腱一次，以巩固疗效。

嘱咐患者注意休息，不能过度劳累，尤其是站立抱孩子的时间不能过长。并且尽快改掉不良的睡眠习惯和动作。

【思考分析】

本病案病因很清晰，就是骶髂关节错位和耻骨错位。但治疗时要注意的是，只能先处理一个部位，不能同时处理两个部位。因为第一个部位在复位后，还不稳定，需要修养一段时间，至少需要休养二十四小时左右，才能做第二个部位。如果复位不成功，就需要用手法多松解几天，然后再做复位，不能为求速效，进行反复复位，以防出现新的损伤。

案二

某男，职员

搬家具时用力过猛，把腰扭了，疼痛异常，因为该患者三天后要举行婚礼，一切准备就绪，没想到扭伤了腰，真是喜极生悲。经朋友推荐前来求诊。

【望诊】

患者年龄约三十岁，身高一米七，痛苦面容，面色发青，时值冬天，但是浑身汗出，弯着腰，由两位男士分别搀扶着左右胳膊，半抬着进来。

【问诊】

因为三天后要举行婚礼，很多事情都要亲力亲为，所以这段时间比较忙，感觉很疲劳，一个小时前在家搬家具，向下弯腰时听到腰部响了一声，之后就直不起腰来了，并且越来越痛，腰部完全没有支撑的力量，站不住也坐不住，连平躺着都痛，躺床上只能弓着腰侧着身体。

【触诊】

第五节腰椎有按压痛点；

第一节骶椎有按压痛点；

左侧腰肌紧绷，发胀，无明显痛点；

左侧软肋肌肉紧张，无明显痛点；

左侧臀部肌肉有酸胀的感觉；

右侧腰部肌肉正常无痛点，右侧臀部肌肉正常。

【诊断】 腰部扭伤

【治疗】

一、患者俯卧，我在其紧张的左侧腰部、软肋、臀部，以掌指按压推揉的方式，放松肌肉筋腱，时间约三十分钟。

二、患者立姿，两腿平行开立与肩同宽，右脚掌外侧顶靠墙根，使之不能移动，随后左脚向前一步，左脚尖向右侧旋转 45 度，重心在两腿中间，之后身体向右旋转，至极限不能再转时保持不变，然后全身放松。我站立在患者身后，左手搭在其右肩上并向后轻轻拉住，以帮助患者保持姿势不变形，再以右手握拳，在患者腰部轻轻叩击。时间约为五分钟。

三、患者仰卧，全身放松，两腿屈膝立于床上，我面对患者跪在其膝前，以双手掌扶在其膝部，把患者双膝合拢并向其身体方向慢慢推压，在推压过程中，要令患者两膝中间连线的中点正对其身体中线，推至极限时，再慢慢放松压力，令其两膝退回并立置于床上，在放松退回过程中，也要保持患者的两膝连线中点正对着其身体中线。如此为一次，重复五十次。

【效果】患者自言腰部疼痛感十去七八，自己行走出门上车离开。

二诊：守法不变，二诊治疗后已完全康复。

【思考分析】

本病案就是一个急性腰扭伤，其前因是腰椎的旋转扭动，后果是筋腱组织的损伤，损伤的筋腱因为疼痛而收紧，加大了对腰椎的拉力，从而令错位的腰椎旋转的角度进一步加大，如此相互影响。治疗时先松解过度紧张的筋腱，再以特定的姿势，靠患者自身肌肉的旋转拉力，即可达到复位的目的。

另外本病案不具备使用斜扳复位手法的体征，因为其肌肉已是扭伤后出现了痉挛的症状，此时使用斜扳复位法可能会令其痉挛加剧，造成更大更重的新伤。

案三

某男，退休干部

一年多来，腰椎正中部位和左腰肌深部酸胀痛，日渐加重，现在睡觉和起床时胀痛难忍，久坐之后站起来时需要手扶支撑才能站住，又需要站立缓解几分钟后才能伸直腰迈步，如果直接迈步则要弓着腰，经多家医院予针药治疗无效，经人介绍前来求诊。

【望诊】

患者年龄约在六十岁左右，身高约一米六五，体形中等，较为壮实，声音洪亮，语言表达能力很强。

【问诊】

一年多来，腰椎正中部位和左腰肌深部酸胀痛，日渐加重，现在睡觉和起床时胀痛难忍，久坐之后站起来时需要手扶支撑才能站住，又需要站立缓解几分钟后才能伸直腰迈步，如果直接迈步则要弓着腰。最难受是刷牙和洗碗的时候，腰部极为酸胀痛，刷牙时要用左手撑在水池边上，洗碗时要用双胯顶住水盘边上。不然腰就会支撑不住。没有跌倒和扭伤的情况。每天晚饭后散步两小时，没有其他的运动方式，有时会与朋友们打打扑克，打扑克的时间比较长，会连续坐上七八个小时。睡觉都是以右侧卧的姿势入睡，尤其喜欢把左腿跨出右腿较远的床上半趴着睡。

【触诊】

腰椎第五节后棘突有压痛感，但痛感不在按压接触点上，而在椎间深处的地方，骶椎第一节上也有压痛感，同样痛感在椎间深处的地方，与第五节腰椎深处的痛感处重叠；

腰部左侧肌肉紧张，右侧肌肉松弛；

左侧臀部肌肉紧张，右侧臀部肌肉正常。

【诊断】 第五节腰椎椎体向左轻微旋转移位

【治疗】

一、以拇指按压法松解左侧腰部、臀部紧张的肌肉，时间约合三十分钟。

二、患者立姿，两腿平行开立与肩同宽，右脚掌外侧顶靠墙根，使之不能移动，随后左脚向前一步，左脚尖向右侧旋转 45 度，重心在两腿中间，之后身体向右旋转，至极限不能再转时保持不变，然后全身放松。我站立于患者身后，左手搭在其右肩上并向后轻轻拉住，以帮助患者保持姿势不变形，再以右手握拳，在患者腰部轻轻叩击。时间约为五分钟。

三、患者仰卧，全身放松，两腿屈膝立于床上，我面对患者跪在其膝前，以双手掌扶在其膝部，把患者双膝合拢并向其身体方向慢慢推压，在推压过程中，要令患者两膝中间连线的中点正对其身体中线，推至极限时，再慢慢放松压力，令其两膝退回并立置于床上，在放松退回过程中，也要保持患者的两膝连线中点正对着其身体中线。如此为一次，重复五十次。

【效果】治疗一次后，患者感到腰部松开了一些；治疗五次后，腰部更加放松，久坐之后还有一点酸胀感，但不强烈，可以即刻迈步行走，腰也是直的；治疗十五次后，久立久坐和半弯腰等原有酸胀痛感完全消失，一切活动正常，治愈。

【思考分析】

本案例的症状在临床上常见多发，诊断上会有如骨质增生、腰椎间盘突出、腰椎管狭窄、腰椎退行性变等等说法。我的临床经验是凡出现与本案例相类似的症状，都是因为腰椎椎体轻微旋转移位，只要套用本案例的处理方法，无一例外都取得良好的疗效。又因为本案例的处理方法主要是利用患者自身肌肉的牵拉，既安全又能够在治疗过程中调整和改变患者原来的不自觉形成的不良肌肉运动习惯，从而达到标本兼治的效果。

案四

某男，退休干部

搬花盆把腰扭了一下，第二天即不能起床，在床上不能伸直腰，不能伸直腿，不能平躺，但可以像虾一样弯曲着身体翻身，就诊时身体与大腿呈现九十度弯曲，呼气长，吸气短浅，深吸气则感觉腰部腹部和肋骨剧痛。病人深感恐惧，感觉与水浒传中被鲁提辖三拳打死的镇关西情形一样，符合临终时出气长入气短的特征。急忙把全家人都叫了回来交代后事，因为患者儿子是我的朋友，故延请我为其诊治。

【望诊】

患者年龄约六十多岁，体型偏瘦，面色白，蜷卧在床上，声音低微，不能连续说话，气短喘气，神志清醒。

【问诊】

一周前，因刮台风，要把阳台上的花盆搬下来，有一个花盆比较重，平时要两个人才能搬动，当时因为家中没有其他人，就自己一个人把花盆搬了下来，搬完后即感觉腰部不适，到了第二天就不能起床了，在床上不能伸直腰腿，不能平躺，但可以像虾一样弯曲着身体翻身，同时感觉呼吸短浅，呼气稍长，吸气短浅，深吸气则感觉腰部腹部和肋骨剧痛。素来体质较弱，讨厌运动。

【触诊】

患者腰椎骶椎排列正常，无痛点；

后腰部肌肉整体发硬，无痛点；

两侧软肋肌肉板结发硬，无痛点；

腹部肌肉发硬，无痛点；

全胸廓和肋间肌肉发硬，无痛点；

深呼吸时胸腹腰部全都疼痛，也无确定痛点。

【诊断】气虚岔气

【治疗】

一、患者半躺床上，双腿屈膝置于床上，我在其双脚陷谷穴（双）处以按压的方式各找到一个最痛点，用拇指行重泄法，即重压最痛点令其产生痛感，然后快速抽离，如此重复操作，约十五分钟后患者呼吸已恢复正常，吸气时胸腹腰均不再疼痛，双腿已可以自由伸直弯曲并且无不适感，此时即停止本法操作。

二、患者仰卧，双腿伸直自然放松，我以双手拇指按于其足三里（双）穴上，紧按轻提，三次一组，每组间略有间隔，重复操作，至患者感觉身体发热出微汗时停止。

【效果】一次治愈。

【思考分析】

本案例是由于搬抬重物用力过度而造成的岔气。其辨证要点在于痛感部位呈现广泛性抽搐痛，没有明显准确的痛点，同时痛感与呼吸密切相关。治疗时以调理气机为主，实则虚之，取陷谷穴泄其实；虚则实之，取足三里穴补其虚，气机调顺，其病若失。

本案例辨证时还要注意与胸肋筋膜损伤区别开来，岔气与胸肋筋膜损伤都呈抽搐性痛感，岔气呈广泛性抽搐，而胸肋筋膜损伤一般呈现线性抽搐，并与动作姿势和角度相关联；岔气没有明显准确的痛点，而胸肋筋膜的损伤有明显准确的痛点。

治疗时选取的足阳明胃经贯通胸腹，又为多气多血之经，故为调理胸腹气血时之首选。

案五

某男，退休干部

半个月前一次晨运后，右腰和大腿剧痛，坐卧时不痛，站立和行走则剧痛，就诊时自带板凳，每行走十多米就必须坐下来休息。经医院拍片检查为腰椎间盘突出，予针灸、敷药、推拿一疗程（十次），无效，经朋友介绍前来求诊。

【望诊】

患者年龄约七十岁左右，身高约一米六五，中等身型，较为壮实，满面红光，皮肤紧致，精神状态较好，思维清晰，语言表达逻辑性很强。

右腿跛行，立定时右腿不能自然放松地立于地上，就像提着右腿似的，重心大部分落在左腿上。

【问诊】

半个月前一次晨运时，在公共健身器材上做了个坐姿撑蹬双腿的动作，平时一般只做三十个，这天有几个老同志一起做，各自不服气，打赌比赛，结果一口气做了四百个，做完后感觉腰腿有点酸胀，也不当回事。第二天早上起床时，右腰和右大腿开始剧痛，坐卧时酸胀但不痛，站立和行走则剧痛，每行走十多米就必须坐下来休息。到医院拍片检查为腰椎间盘突出，予针灸、敷药、推拿一疗程（十次），无效。

【触诊】

腰椎排列正常，腰椎后棘突无痛点，无明显酸胀；

腰骶部有酸胀感；

右侧腰部和软肋极为僵硬，按压之也没有明显的痛点；

右髂骨上沿有明显的压痛点；

臀部肌肉整体有明显的酸胀痛感；

右大腿前部整体僵硬，极为酸胀痛，有明显的块状结节，按压此结节则痛不可忍。

【诊断】右大腿前部肌肉运动性痉挛，右侧腰肌和臀部肌肉劳损。

【治疗】

患者仰卧，全身放松，我站立在患者右侧，先以掌根按揉其右大腿僵硬的肌肉，令其肌肉逐渐放松；再以拇指压揉其块状结节，令其结节变松变软。

患者俯卧，我再立于患者右侧，以拇指压揉的方式，放松其右侧腰部僵硬的肌肉，包括肋骨下沿和髂骨上沿，直至肌肉变松变软为止；再以拇指压揉其臀部紧张的肌肉，直至臀部肌肉变松变软为止。

【效果】经过以上治疗，患者腰腿感觉比来诊时轻松。

二诊：

患者告知整体比未治疗前要轻松一点，走路时可以多走几十米才需要坐下休息。效不更方，治疗方法同上。

至第十诊后，患者所有酸胀痛感完全消失，各种活动已恢复至发病前的状态，无任何不适，遂告痊愈。

【思考分析】

本案例的诊治重点在于精准的诊断。通过详细的问诊，得出患者的症状很有可能是由于过度运动而导致的肌肉痉挛，再以细致的触诊证实了这个推断。当诊断正确时，接下来的治疗自然就顺理成章，日渐好转直至痊愈。

日常临床时，患者大多手持各大医院的各种诊断结果而来，医者一定要细心辨别诊断，避免受各种诊断结果的影响，导致误诊误治。

案六

某男，干部

腰部扭伤卧床一周，经某医治疗五次，无效，就诊时因前医手法不当，导致腰部皮肤溃烂，只能俯卧于床上，翻身困难，站立行走艰难。

【望诊】

患者身高一米八几，体型偏瘦，俯卧在床上，不能辗转翻身，稍一转动则感觉腰椎就像断了似的，完全不能动弹。

【问诊】

一周前由于连续开会，长时间坐着不能动，腰部和大腿根部有酸胀感觉，散会时站起身来准备离开会议室，刚站起来腰还没有伸直，突然打了个喷嚏，感觉腰椎滑动了一下，腰就再也伸不直了。在家里休息了一天，没有缓解，就延请了一位医生上门做针灸推拿治疗，共治疗了五次，一天一次，不想感觉越来越痛，原来还能起身在室内弯着腰吃个饭，上个厕所，现在反而痛得完全不能起床了，连吃饭和排便都只能在床上进行。而且由于该医生治疗时辨证失误，又追求速效，针刺穴位过多，推拿力度过大，造成腰部皮肤大片溃烂，只能趴着睡了。

【触诊】

因为患者腰部皮肤大片溃烂，无法触摸，只能根据患者的叙述在第五节腰椎和第一节骶椎间找到一个压痛点，在按压该点时有发虚发痹的感觉；

腰骶关节正常，无痛点；

臀部和大腿肌肉正常，无痛点无紧张。

【诊断】腰椎第五节椎体滑动

【治疗】

一、患者俯卧，我以双手掌扶在其左右髂骨边上，一左一右来回轻轻摇晃其腰胯部，令其腰部肌肉在晃动的过程中逐渐放松。时间十分钟。

二、患者俯卧，我坐在其左侧，以右手拇指按压于患者尾椎的长强穴上，行指针补法，紧按轻提，三次一组，每组间略有间隔，重复操作，至患者感觉穴位出现热感并向上沿督脉通至头部，并出现头面部和整个背部发热并出微汗时停止。

【效果】治疗一次，患者即可起床，直腰站立、行走，但腰部还有一点酸胀感。

二诊：

患者已能步行二公里到我处求诊，腰部略有酸胀。

效不更方，治疗同上。

二诊痊愈。

【思考分析】

本案例辨证为督脉空虚，当以补虚为法。经云：虚则实之。长强穴为督脉之别，《灵枢·经脉》："督脉之别，名曰长强，挟膂上项，散头上，下当肩胛左右，别走太阳，入贯膂。实则脊强，虚则头重，高摇之，挟脊之有过者，取之所别也。"因此取长强一穴，补之通之，效如桴鼓，应手而愈。

案七

某男，职工

右腰部疼痛，往下串联大小腿，右大腿发紧拉扯痛，右小腿外侧麻痛，右脚底麻木无知觉，二三四脚趾抽筋，行站坐卧都痛不可忍，发病一个半月，有腰椎间盘突出病史。

【望诊】

患者身高约一米六，年龄不到六十岁，身体瘦削，走路时因右腿麻木疼痛而略有摇晃。脸色青白，思维和说话条理清晰。

【问诊】

一个半月前，开车送孩子到省城上大学，因为患者是单位的职业司机，连续开车几百公里是经常的事情，所以这次也是一样，开了几百公里把孩子送到学校后，没有休息，直接就往回开，用患者自己的话说就是一脚油门来回。到家后就感觉右腰部有点酸，到了第二天，起床后突然就站不住了，右腰部臀部疼痛往下串连到脚趾，右大腿前侧和外侧发紧拉扯痛，右小腿外侧麻痛，右脚底麻木无知觉，二三四脚趾抽筋，站行坐卧都在痛，尤其是站立和行走时更是痛不可忍。三十多年前有一次腰椎间盘突出，在家躺了一周左右就好了，这次也躺了一周，但是越来越痛，不得已到医院住院治疗，每天针灸推拿敷药牵引，共十一天，症状没有丝毫改善，痛的部位和感觉就像没有做过治疗似的。

患者讨厌运动，能坐着就不站，能躺着就不坐，甚至"上个厕所也要开车去"。

【触诊】

腰椎排列正常；

右侧腰部和软肋肌肉紧张；

右臀部表层肌肉松弛，深层筋腱紧张，右侧坐骨有明显的压痛点，按压之胀痛感放射至右脚掌外侧和脚面；

右大腿前部肌肉松弛，右大腿外侧筋腱紧张，从股骨最上端至右膝外侧整体抽痛，按压之最痛点在中段向下，越近膝部越痛；

右小腿前外侧肌肉紧张，胀痛并麻木，麻木感比胀痛感更明显；

右脚掌发紧发凉，二三四脚趾时有抽搐。

【诊断】足少阳经筋筋缩

【治疗】

患者俯卧，我站立在其身体右侧，以拇指按压法由上到下，依次松解其右侧腰肌、髂骨上沿筋腱连接点、臀部深层筋腱、大腿外侧筋腱、小腿前外侧筋腱、脚掌趾所有筋腱，以痛为输，每个痛点都要按压至患者感觉痛感减轻，同时指下筋腱变松软为止。

【效果】一次治疗后，患者即感觉所有的酸胀麻痛大幅度减轻。

二诊至十诊，患者的酸胀麻痛感日渐减轻，至十诊时，所有的酸胀麻痛完全消除，治愈。

【思考分析】

本案例患者虽然有腰椎间盘突出病史，但就其症状表现，很明显是足少阳经筋的循行路线，《灵枢·经筋》："足少阳之筋……其病小指（趾）次指（趾）支转筋，引膝外转筋，膝不可屈伸，腘筋急，前引髀，后引尻，即上乘䏚季胁痛，上引缺盆膺乳颈，维筋急，从左之右，右目不开，上过右角，并跷脉而行，左络于右，故伤左角，右足不用，命曰维筋相交。治在燔针劫刺，以知为数，以痛为腧，名曰孟春痹也。"以经为径，按图索骥，愈！

案八

某男，退休干部

左腰部臀部胀痛，左膝部外侧撕裂般痛，左小腿肚子胀痛，发病三个月，在两家医院各住院治疗半个月，予针药和物理治疗，每天折腾六七个小时，无效。

【望诊】

患者年龄七十五岁，身高一米七，身体壮实，四肢瘦弱，精神尚可，思维清晰，语言表达能力强。

【问诊】

三个月前因为连续不断的下雨，患者就把每天的散步放在家里的客厅进行，逆时针行走两小时，走了一周左右的时候开始发病，先是左脚踝和小腿外侧及小腿肚子发紧发胀，逐渐上移到膝弯外侧偏后的筋腱撕裂般疼痛，后来又再向上移到左臀部和腰部胀痛，站立和行走时疼痛，坐姿和躺卧则不痛，上楼梯不痛，下楼梯左腿向下迈步时则整条左腿撕裂般痛，只能先下右腿，再下左腿，不能左右交替而下。

血压和血糖高。

四十多岁时有一次腰扭伤，经治疗后痊愈。这次发病后一个月，分别到两家三甲医院住院治疗，医院拍片检查诊断为腰椎第四五节和腰五骶一节间盘突出压迫神经，予推拿针灸服药敷药红外线照射等治疗，每天要折腾六七个小时，均无半点效果。

【触诊】

腰椎排列正常，无痛点；

左侧腰部肌肉酸胀痛；

左臀部肌肉胀痛；

左侧坐骨下沿有一明显的压痛点；

左膝弯外侧处上下连接的筋腱紧绷，压痛明显；

左小腿肚子僵硬，按压之胀痛明显，小腿外侧筋腱紧绷，按压之胀痛明显；

左外踝关节处按压疼痛明显；

左脚掌外侧小趾有麻木感。

【诊断】

左足太阳经筋筋缩，外踝关节扭伤

【治疗】

患者俯卧，我站立在其左侧，以拇指按压的方式，从左侧腰部开始，依次向下，松解其腰部、臀部、坐骨下沿、膝部外侧筋腱、小腿肚子、小腿外侧和脚踝关节周围所有的僵硬点和痛点，直至所有僵硬点变松变软，痛点感觉变轻为止。

【效果】

经一次治疗后，患者感觉比治疗前明显轻松。

二诊至十五诊，患者日渐轻松，至十五诊时，所有僵硬、胀痛、撕裂感完全消除，各种活动恢复正常，能够一口气行走三个小时而没有任何不适。痊愈。

【思考分析】

本案例患者的症状表现为足太阳经筋筋缩，《灵枢·经筋》："足太阳之筋，起于足小趾上，结于踝，邪上结于膝，其下循足外侧，结于踵，上循跟，结于腘；其别者，结于腨外，上腘中内廉，与腘中并上结于臀，上挟脊上项；……其病小趾支，跟肿痛，腘挛，脊反折，项筋急，肩不举，腋支，缺盆中纽痛，不可左右摇。治在燔针劫刺，以知为数，以痛为输，名曰仲春痹也。"其起因在于患者每天逆时针转圈散步，因家中客厅面积有限，转圈范围小，这就造成了每走一步都是拧着左脚踝关节在走，时间长了，踝关节就被扭伤了。由于踝关节扭伤，引起外踝和小腿的胀痛，行走时为了减轻痛感，自然而然地抽提着腰腿走路，这又令膝部、臀部、腰部相继出现撕裂抽搐胀痛。在整个治疗过程中，重点解决左踝关节的问题，其他问题即可迎刃而解了。

案九

某女，干部

左腿腹股沟部深处疼痛二年，坐卧时不痛，不能久站，行走时疼痛，越走越痛，每次大约只能行走一百多米，医院先以怀疑股骨头坏死做相关治疗，之后遍医全国各大医院，仅影像片就有近尺厚，还有作结核治疗了三个月，无效。

【望诊】

患者年龄约六十岁，身高一米六左右，体态壮实，思维敏捷，言语表达能力强。

【问诊】

两年前，左腿腹股沟深处开始疼痛，没有受过伤，没有其他的诱发因素，就是痛。坐卧时不痛，不能久站，行走时疼痛，越走越痛，每次大约只能行走一百多米，就必须坐下休息，休息几分钟后又可以走了，但还是只能走一百多米。医院 CT 核磁检查的结果是怀疑股骨头坏死（不确定），建议手术治疗，遭到患者拒绝。先以抗生素治疗，无效。接着中西医一起上手，牵引、红外线灯照射、推拿、针灸、敷药、服用各种中西药物，甚至还有作结核病治疗了三个月，还是无效。患者痛苦万分，两年来走遍了国内各大医院，仅检查的影像片就有近尺厚，各种治疗方法更是尝试了无数，还是没有半点效果。

【触诊】

腹股沟处有明显的压痛点，轻按即痛，继续用力向下按压至肌肉深处，反而痛感有所减轻，再回到轻按即痛的浅层，痛感又有所加重，按住最痛点上下拉动，向上拉时只有痛点在痛，向下拉时患者告知，同侧后腰骶部和骨盆里面有被拉动的感觉，同时伴有胀痹的感觉；

大腿前部肌肉紧绷，略有萎缩；

胯部臀部正常，无痛感。

【诊断】 腹股沟部筋膜痉挛，髂腰肌痉挛

【治疗】

一、患者仰卧于床上，双腿伸直，自然放松。我以两手拇指并拢，轻轻地按压在其腹股沟上的最痛点，以患者知痛又不是剧痛为度，再保持同样力度向两边推开，推开时拇指不离开皮肤，并保持同样的深度，推开距离为一横指，然后松开回到两指并拢，再重复操作。直至其痛点处发热，痛感由聚于一点向四周散开的感觉为止。

二、再以右手四指并拢，贴着其髂骨前沿，向腹腔深处缓慢按压，边缓慢按压边向四周探寻，当触及痉挛的髂腰肌时，患者即感觉被按压的点有麻痹痛感，向上放射到腰骶部，向下有把腹股沟上的痛点拉动的感觉，这时手指不再移动探寻，只在该点上进行按压，直至其麻痹痛感和拉扯放射痛感明显变轻为止。

最后用掌根压揉法放松其左大腿前部肌肉。

【效果】 经一次治疗后，患者的行走距离要比治疗前多一倍左右，并且比较轻松。

二诊至十五诊，一次比一次感觉轻松，行走距离越来越长。至十五诊时，已完全恢复正常，治愈。

【思考分析】

本案例由于前期做了无数次检查，排除了诸如肿瘤、结核、股骨头坏死、外伤骨折等器质性病变，那么剩下的就只有肌肉和筋腱了，再加上四诊结合，就基本能够确诊了。

因为腹股沟处神经血管淋巴组织较多较浅，髂腰肌更是在腹腔深层，所以治疗的手法要细致，力度要轻柔合适，切忌手粗力重，从而造成不必要的损伤。

案十

某女，经商

腰痛一年多，平时所有活动一切正常，各种动作都无阻碍，只有在睡觉到半夜时疼痛，如果开始痛时不起床活动，则越来越痛，每天晚上都要起床活动四五次，早上起床后又一切正常了。如此反复，痛苦不堪。

【望诊】

患者年龄约三十多岁，身高约一米六五左右，中等身型，性格开朗，思维清晰，语言表达能力较好，声音沙哑，面色苍白，眼圈发黑。

【问诊】

一年多前开始腰痛，白天所有活动一切正常，各种动作都无阻碍，腰椎腰肌不痛不酸不胀，只有在睡觉到半夜时疼痛，如果开始痛时不起床活动，则越来越痛，每天晚上都要起床活动四五次，甚至只能趴在桌子上睡觉，早上起床后又一切正常了。如此反复，倍受折磨，苦不堪言。

患者怀疑是肾炎或是肾结石，经医院检查后排除肾部病变的情况。又怀疑是腰椎间盘突出，经 CT 检查又再次排除了。求诊中医多人，反而各执一词，均无半点改善。经过仔细询问，得知患者在腰痛前，曾经感冒发烧喉咙痛，在社区卫生站打了三周的抗生素，同时服用了一个多月的苦寒降火的中药，期间身体虚弱到走不动路，说不出话，感冒发烧好了之后不久，就出现了这个腰痛的情况。

【触诊】

患者腰椎排列正常，骶髂关节正常，两侧腰肌又薄又软，用力按压两侧脾俞穴和肾俞穴的时候，均出现极为难忍的发酸的感觉，从腰部一直酸到两脚底。

两手脉沉细，右脉大，左脉小。

【诊断】 气虚，大气下陷

【治疗】

一、患者仰卧，双腿伸直自然放松，我以双手拇指按于其双腿足三里穴上，紧按轻提，三次一组，每组间略有间隔，重复操作，至患者感觉身体发热，面色变红润并出微汗时停止。

二、患者仰卧，两手伸直，自然放松置于身体两侧，我以双手拇指按于其两手合谷穴上，紧按轻提，三次一组，每组间略有间隔，重复操作，至患者感觉背部头部发热出微汗时停止。

【效果】

一次治疗后，患者当天晚上睡觉只痛醒了两次，起床活动一下又能接着睡，且感觉睡眠质量要好一些。

二诊至十诊，效不更方，治疗方法同上。

十一至十三诊，治疗方法一样，但患者的情况有反复，每天晚上又要痛醒四次。详细询问，原来患者感觉有点上火了，喝了三天下火凉茶，又把刚补起来的气压下去了。再次叮嘱患者饮食要忌寒凉。

十四至二十八诊，情况日渐好转，二十八诊时已能够一觉睡到天亮。巩固三天，治疗方法同上。至三十一诊，痊愈。再次叮嘱患者日常生活少食寒凉。

【思考分析】

本案例患者虽然腰痛，但不是腰椎或腰肌的病变，而是过度使用抗生素和久服寒凉中药导致的气虚和大气下陷，所以辨证和治疗的方法都属于中医内科，其面白、声音沙哑，脉沉细，右脉大，左脉小即是辨证手眼。足三里穴是补虚大穴，凡是气血亏虚都可以使用。合谷穴则是既补虚，又有升提的作用。两穴合补，即可共奏补虚提气之效。

案十一

某男，退休干部

两天前开始腰痛，原因不明，腰胁部位疼痛，痛感随呼吸而变化，但各种动作都能完成，没有跌倒和扭伤的情况。

【望诊】

患者年龄约六十多岁，身高约一米七左右，身体肥胖，体格强壮，面色涨红，声音洪亮，语速略有急促，呼吸气息粗重。

【问诊】

两天前开始腰痛，原因不明，腰胁部位胀痛，痛感随呼吸而变化，没有跌倒或扭伤的情况，各种动作都能够完成，但都有板块状胀痛，贴了一些药膏，无效而且皮肤过敏；小便黄而味重，大便不顺畅并且很黏；饮食上近一周来曾大量啖食荔枝和芒果。

【触诊】

腰椎排列正常，无痛；

腰部两侧肌肉板结，感觉整体胀痛，无明显压痛点；

腰骶部无痛点；

骶髂关节无错位；

臀部腿部肌肉正常。

【诊断】

因过度啖食荔枝和芒果而导致的湿热腰痛

【治疗】

患者仰卧，全身放松，两腿自然伸直，我以两手拇指在其两脚掌内庭穴上寻找最明显的胀痛点，行指针泻法，即在此点上重按快提，重按要令其感觉到痛，快提拇指快速提离皮肤，六次为一组，中间略有停顿，重复操作，至患者涨红的面色逐渐变为略白为止。

【效果】

一次治疗后患者即感觉腹中咕咕作响，全身大为轻松。

当天晚上排便三次，奇臭无比。每排便一次就轻松一次。

第二天早上起床，其病若失，痊愈！

【思考分析】

本案例患者没有跌倒和扭伤的外因，腰部触诊也没有明显的症状表现，结合望诊和问诊，即可确诊为过度食用荔枝和芒果而导致湿热互结的腰痛，治疗原则就是清热祛湿。

内庭穴为足阳明胃经的荥穴，《难经·六十八难》曰"荥主身热"，故《难经·七十四难》又云"夏刺荥"，可见荥穴为治热证之要穴。但荥穴就五行论有属水、属火之别。《难经·六十四难》："阴荥火，阳荥水。"意为阴经之荥穴属火，阳经之荥穴属水。足阳明胃经的内庭穴即为属水，泻之则既能清热，又能祛湿，一穴双效。

案十二

某女，大学生

一周前患重感冒，校医予抗生素治疗，感冒症状好转，但出现腰部疼痛，就诊时面色苍白，呼吸短浅，虚汗淋漓，腰痛如折。

【望诊】

患者年龄约二十出头，身高约一米五左右，体形瘦小，面色苍白，呼吸短浅，双手扶腰而行，虚汗淋漓，意识清醒，说话有气无力，声音细小。

【问诊】

患者自幼体质虚弱，经常感冒发烧。一周前患重感冒，校医予各种抗生素治疗，感冒症状好转，但出现腰部疼痛，各种姿势动作都痛，但又能完成各种姿势动作，说不清具体是哪里痛，感觉腰部是空的，腿是软的；没有跌倒和扭伤的病史；贴过跌打药膏和发热贴，贴跌打药膏则痛感加重，贴发热贴则痛感缓解。

【触诊】

腰椎排列正常，无痛点；

腰部两侧肌肉薄弱松软，无痛点，喜温怕凉；

骶髂关节无痛点；

臀部腿部无痛点；

脉沉细。

【诊断】虚寒腰痛

治疗：患者俯卧，自然放松，我以双手拇指按于其脾俞穴上，紧按轻提，三次一组，每组间略有间隔，重复操作，至患者感觉穴位出现热感并漫延至整个背部时停止。

【效果】

治疗后患者腰痛的感觉已消失，不再出虚汗，面色由苍白转为红润，呼吸变得深长。

二诊时患者的各种不适均已消失，同上法巩固治疗一次，痊愈。

【思考分析】

本案例患者没有跌倒和扭伤的情况，腰部关节肌肉筋腱都没有异常，所以就排除了关节肌腱损伤的情况。由于患者自幼体质虚弱，一周前患重感冒时又用了抗生素，身体就更加虚弱了。综合各种情况所以确诊为虚寒腰痛。

脾俞穴既能补气血两亏，又能兼顾腰背，故选用。

案十三

某女，干部

右侧腰部发硬，无疼痛，各种动作都能完成，唯有在下蹲解大小便时不能向右后转动，右手够不着屁股，戏言方便时很不方便。

【望诊】

患者年龄约四十多岁，身高一米六五左右，体形匀称，皮肤色白，思维敏捷，语速偏快。

【问诊】

一周前右侧腰部开始发硬发胀，无疼痛，各种动作都能完成，唯有在下蹲解大小便时不能向右后转动，右手够不着屁股，戏言方便时很不方便。无外伤史。

【触诊】

腰椎排列正常，无痛点；

右侧腰肌发硬发胀，无痛点；

骶髂关节正常，无痛点；

右臀部肌腱正常，无痛点；

右侧肋骨下沿有明显压痛点；

右侧髂骨上沿至右腹前有一圈压痛点；

右侧腹肌紧张发硬，有轻微胀痛；

深按腹腔内髂腰肌有明显的胀痛。

【诊断】右侧腰方肌两端与肋骨和髂骨的连接点筋挛，髂腰肌劳损。

【治疗】

患者俯卧，我以拇指按在其腰方肌与肋骨和髂骨连接点上，以痛为腧，把每一个痛点进行按揉松解，直至所有痛点变松软，痛感消失为止。

患者仰卧，我以捏拿法捏拿提揉其发紧发胀的腹肌，直至其腹肌变松软为止。

再四指并拢，按压于其髂骨前沿边上，向腹腔深层推按，当触及髂腰肌并出现后腰部胀痛时，保持按压深度不变，缓慢压揉，直至后腰胀痛感消失为止。

【效果】

治疗完就能以全蹲的姿势，右手向身后可以轻松摸到左臀部，治愈。

【思考分析】

本案例症状古怪，而病因并不复杂，简单地说就是腰部肌腱主司各种各样姿势动作的完成，只要动作能正常完成，那么肌腱就是好的正常的；只要动作不能正常完成，那么肌腱就一定有问题。至于是什么问题，哪部分肌腱出了问题，只要细心寻找，就一定可以找到，并给予针对性的解决。

案十四

某男，干部

一年前右侧腰部开始疼痛，双小腿肚子走路时发胀，浑身难受，原来可以一次行走数公里不累，现在走几百米就胀痛得不行了。

【望诊】

患者年龄六十多岁，身高一米七五左右，体型健硕，膀大腰圆，思维敏捷，声若洪钟。

【问诊】

患者是转业军人，在部队服役了二十多年，在部队的时候，年轻力壮，除了部队的正常训练外，自己还每天坚持跑步五公里。转业到地方工作后，因为工作和年龄的原因，就改为每天快步走五公里，风雨无阻。一年多前，发现走路时右侧腰部隐隐作痛，双小腿肚子开始发胀，头两个月还能坚持走完五公里，到后来就越走距离越短，而且呼吸短促，浑身像被绳子层层捆绑着，极为难受，现在只能走二百米左右，右侧腰部和两小腿肚子就胀痛得受不了了。在医院里做了检查，结论是腰椎退行性变，也做了一些针灸、推拿和敷药，做的时候有一些缓解，效果持续不到一小时，又恢复原样。无外伤史。血压血糖正常。

【触诊】

腰椎排列正常，无痛点；

两侧骶髂关节结合部肌腱胀痛，有如筷子直径粗的条索状筋腱鼓起，按压之胀痛感明显，尤其是右侧极为胀痛；

右侧腰肌发硬，按压之胀痛感明显；

右臀部肌肉发硬，胀痛感明显；

两大腿肌肉松弛，无痛感；

两小腿腘窝连接处深层胀痛，按压之则痛不可忍；

两小腿肚子就像充满了气的皮球，胀得滚圆，按压之则痛不可忍。

【诊断】右侧腰部臀部肌肉劳损；两侧骶髂关节结合部筋挛；两小腿腘窝连接处筋挛；两小腿肚子肌肉严重劳损。

【治疗】

患者俯卧，我以拇指压揉法松解其右侧腰肌，直至腰肌明显变松软为止。

再以两拇指用力按压在其两侧骶髂关节膑起的筋腱上，用力压推揉，直至其明显变松软，胀痛感明显减轻为止。

再分别用拇指压揉法松解其两腘窝筋腱连接处，先松解右腿腘窝，然后再松解左腿腘窝，都要令其筋腱明显变松软，胀痛感明显减轻为止。

再两手掌重叠，以掌根压揉的方式，分别重力压揉其两小腿肚子，先压揉右小腿，再压揉左小腿，直至小腿肚子肌肉明显变松软，胀痛感明显减轻为止。

【效果】经一次治疗后，患者所有胀痛感明显减轻。二诊至十五诊，效不更方，治疗方法同上。所有症状日渐减轻，至十五诊时所有症状完全消失，已恢复到了每天快步走五公里的运动量，并且感觉较为轻松。治愈。

【思考分析】

本案例患者向我求诊时，出示医院诊断的结论是腰部退行性变，同时也受到一些旁人的意见影响，反复强调是腰部的问题。但通过细致的检查，发现其病变起因于快步走。由于过度追求速度和运动量，使小腿过度疲劳，从而导致腘窝筋腱筋挛，挛缩的筋腱和过度疲劳的小腿肌肉已不能支撑原来的运动量，这就大大地增加了腰部臀部的负担，进而导致腰部臀部的肌肉劳损。是由小腿到腘窝到臀部到腰部逐渐发病，并非由腰部病变而影响腿脚。其病变症状是逐层递进，但病变部位则相对独立，所以治疗时要有清楚的界定，逐个问题地予以解决。浑身像被绳子层层捆绑着，呼吸急促困难，是因为腰部发硬疼痛后，令腹部紧绷，影响了横膈膜的上下运动而导致的，只要解决了腰腿的问题，这个问题就迎刃而解了。

案十五

某男，职工

腰痛两天，不能伸直腰站立和行走，腰弯曲约 90 度则不痛。

【望诊】

患者年龄约四十多岁，上身弯腰约九十度，体型瘦削，肌肉结实，手掌手臂青筋暴露，思维正常，声音略显低微。

【问诊】

患者在广州打工，为了赶在清明节前回到家乡，连夜搭乘长途客车回乡，因为回乡的人多，车辆严重超员，只能以抱膝的姿势挤坐在车厢里的地板上，过去逢年过节回乡，也经常这样，故不以为苦。不料车一出发就遇上大堵车，平时五个小时的车程，结果行驶了将近十九个小时才到，在这十九个小时里，就一直抱着膝盖坐着，没有伸直过腿。下车时腰就伸不直了，若硬撑着伸直腰，就只能走十来步，两侧腰肌就胀痛到像要爆炸了似的，如果以弯腰约九十度的姿势则行走自如。夜晚睡觉时也只能够弯曲着腿，一旦伸直腿，不到一分钟两侧腰肌又胀痛到要爆炸了似的。无外伤史，无其他疾病史。

【触诊】

弯曲着双腿则两侧腰肌放松，伸直双腿则两侧腰肌膨胀并且胀痛；

腰椎排列正常，无痛点；

臀部肌肉正常，无痛点；

腹部以肚脐为界，有一条深深的凹陷肌肉槽，横贯腹部，按压之有明显的条索状硬结且疼痛感明显。

【诊断】 腹肌痉挛

【治疗】

患者仰卧，两腿屈膝，我以双手拿捏法拿捏其腹部和软肋部位的肌肉，尤其以凹陷肌肉槽的条索状硬结为重点，拿捏抓揉并逐渐加重力度，直至其凹陷肌肉槽浮起，条索状硬结发散变松软为止。

【效果】 经一次治疗后，患者腹肌的凹陷肌肉槽消失，条索状硬结消失，整个腹部平坦松软，伸直腰站立和行走时腰部还有一点微胀，基本可以忽略不计。

二诊治疗方法同上，巩固一次，治愈。

【思考分析】

本案例患者的腰痛，不是来自腰部本身的病变，而是由于长时间屈膝而坐所至的腹部肌肉痉挛。当腹肌痉挛后，在直腰的状态时，腹肌伸展受到限制，如果强行伸直，就需要腰肌强烈地收缩，腰肌强烈收缩必然导致其迅速地进入疲劳的状态，胀痛自然就出现了。因此消除了腹肌的痉挛，腰自然就伸直了。

案十六

某女，文员

腰部胀痛一个多月，时好时坏，近三天已发展到不能坐任何的椅子，连吃饭和工作都要站着。

【望诊】

患者年龄约三十多岁，身高一米七左右，体型中等，皮肤较白，肌肉稀松，思维正常，语言表达能力较好。双手叉腰，边来回走动边说病情。

【问诊】

患者自幼体质较弱，经常感冒发烧，打针吃药是家常便饭，体能差，不能参加任何的体育锻炼。一个多月前腰部开始胀痛，时好时坏，休息好的时候情况会好点，一周前开始加重，近三天已发展到不能坐任何的椅子，连吃饭和工作都要站着，就算站着也只能坚持十多分钟，就必须蹲在地上，双手抱着双膝，用力拉抻后腰才能有所缓解，吃一顿饭要下蹲拉抻三四次才能吃完。工作文案只能带回家，趴在床上用手提电脑完成，趴久了头颈又酸痛，苦不堪言。无外伤。

【触诊】

腰椎排列正常，无痛点；

两侧腰肌松软，无痛点；

两侧腰骶部肌肉极为胀痛，分别各有一条索状筋腱附着在髂骨边上，按压之胀痛难忍；

两侧臀大肌和臀中肌与髂骨连接处硬结，按压之极为胀痛；

骶椎正常，无痛点。

【诊断】两侧腰骶部筋膜痉挛；两侧臀大肌臀中肌劳损。

【治疗】

患者俯卧，我以拇指按压在其腰骶部痉挛硬结的筋膜上，力度透入筋膜中间，保持此力度和深度，进行按压推揉，直至其明显变松变软变薄，同时胀痛感减轻为止。

再以拇指按压在其臀大肌臀中肌与髂骨连接处的最痛点上，力度透过肌肉直达骨膜上，保持力度和深度不变，静候指下肌腱变松软后才松手，重复操作，直至其胀痛感减轻为止。

【效果】 经一次治疗后，患者明显感觉到腰部轻松了，能坐下十分钟左右且不太胀痛。

二诊至七诊，治疗方法同上，患者的症状一天比一天减轻，至七诊时，症状已完全消失，痊愈。

【思考分析】

本案例患者的腰骶部硬结，是筋膜痉挛而不是筋腱痉挛，筋膜痉挛与筋腱痉挛的共同点在于，都有明显的硬结；区别在于筋膜痉挛处于肌肤的相对浅层，且痛感呈范围较大的广泛性疼痛；筋腱痉挛相对略深，且痛感呈现线性疼痛，一旦错开痉挛的肌腱，疼痛感即刻消失或大幅度减轻。

臀大肌和臀中肌的痛感，正好与腰骶部的情况相反，是筋腱痉挛而不是筋膜痉挛，所以要注意细心分辨，对症精准治疗。

案十七

某男，大一个学生

在家乡读高二的时候，班里足球比赛，扭伤了腰，经过治疗后腰不痛了，但腰歪了，上身向左侧着，屁股向右突着，两年来求医无数，无效。

【望诊】

患者年龄二十岁，身高约一米六五左右，体型健硕，肌肉饱满，臀翘腿粗。站立的时候左肩向左靠，右臀向右突，就像左肩倚靠在一堵无形的墙上似的。坐姿的时候则没有明显的异常。

【问诊】

在家乡读高二时，班里足球比赛，在冲撞抢球的时候扭伤了腰，经过治疗后腰不痛了，但腰歪了，上身向左侧着，屁股向右突着，站立和行走都一样，无法自然放松地伸直腰，坐着则不明显；除了歪斜，腰部不酸不胀不痛，各种角度的动作都能完成，还每天打球跑步都没有任何影响。做过各种检查，均找不到发病的原因，也尝试了中西医多种手段的治疗，没有效果。

【触诊】

腰椎排列正常，无痛点；

左侧腰肌略显发硬，不胀不痛；

右侧腰肌松软，触摸右侧腰椎横棘突，轻抚即得，没有任何阻碍；

两侧骶髂关节无异常；

两侧臀部肌腱正常，无痛点。

【诊断】 左侧腰部肌肉紧张，把腰椎整体拉向左转

【治疗】

一、患者俯卧，我以拇指按压法，松解其左侧腰肌。

二、患者立姿，两腿平行开立与肩同宽，右脚掌外侧顶靠墙根，使之不能移动，随后左脚向前一步，左脚尖向右侧旋转 45 度，重心在两腿中间，之后身体向右旋转，至极限不能再转时保持不变，然后全身放松。我站立于患者身后，左手搭在其右肩上并向后轻轻拉住，以帮助患者保持姿势不变形，再以右手握拳，在患者腰部轻轻叩击。时间约为十分钟。

三、患者仰卧，全身放松，两腿屈膝立于床上，取一条大毛巾折叠，约八厘米厚度，垫在其左臀部下方，我面对患者跪在其膝前，以双手掌扶在其膝部，把患者双膝合拢并向其身体方向慢慢推压，在推压过程中，要令患者两膝中间连线的中点正对其身体中线，推至极限时，再慢慢放松压力，令其两膝退回并立置于床上，在放松退回过程中，也要保持患者的两膝连线中点正对着其身体中线。如此为一次，重复五十次。

四、患者俯卧，再以拇指按压法松解其左侧腰肌。

【效果】

经一次治疗后，其歪斜的姿势略有好转。

二诊至二十五诊，治疗方法同上，症状日渐好转，身体一天比一天转正，至二十五诊时，已完全恢复正常，治愈。

【思考分析】

本案例患者伤腰经治疗后疼痛感消除，但过度紧张的左侧腰部肌腱没有得到有效的松解，在左侧肌腱强有力的拉扯下，腰椎整体向左转动，形

成了歪斜的状态。

在治疗时，一方面要松解紧张的左侧腰肌，另一方面要用特定的姿势把向左转动的腰椎扭正。另外还要注意的是不能用扳转复位的方式来治疗，因为单一的复位看似摆正了腰椎，实质上没有改变失衡的肌肉状态，还是未能从根本上解决问题。

案十八

某男，经商

腰痛一周，专程从外地飞回求诊。

【望诊】

患者年龄约五十多岁，身高一米八几，体型较壮，面色红润，声音洪亮，思维敏捷。身体左倾，左手搭在朋友肩上，右手叉腰，步态蹒跚，进门后即刻摸索着坐下。

【问诊】

十天前学打高尔夫球，请了一位专职教练教授球技，该教练按职业球员的要求，严格训练，每次训练都要挥杆上千次。第一天练习完后，即感觉浑身酸痛，尤其是腰腿肌肉更是酸胀难忍。到了第三天练习完后坐下休息，就起不来了。腰椎好像没有一点支撑力，要一左一右两个人夹托住才能站起。患者心想是练习过度了，在家里休息一下就会好了，结果躺了两天，不见明显好转。因患者曾亲眼目睹其朋友急性腰扭伤被我治好，就直接飞了回来求诊。

【触诊】

腰椎腰五骶一处明显压痛，并且有酸痹的感觉放射到肛门处；

两侧腰肌紧张，左侧腰肌连带软肋整体紧张，右侧腰肌仅是紧贴腰椎的肌腱紧张，其他肌肉反而比较松弛；

两侧腰骶部肌肉紧张，无痛点；

两侧臀部肌肉略为紧张。

【诊断】 过度单向转动导致第五节腰椎椎体滑动

【治疗】

患者俯卧，我以拇指按压法松解其两侧腰肌，尤其以左侧为重点，直至紧绷的肌腱肌肉变松软为止。

患者高凳坐姿，双膝并拢，嘱其向右侧扭腰转动，向右扭转时缓慢用力转至极限角度，保持不动约五秒钟，然后放松自然回转至正面，再重复以上扭转动作，三十次为一组，做两组，每组间休息五分钟。

患者站姿，以打高尔夫球相反的方向和动作，向右扭腰扭胯，每组三十次，做两组。

最后患者俯卧，再以按压法松解两侧腰肌五分钟。

【效果】

经一次治疗后，患者的腰椎有了明显的支撑力，不用人扶已能直腰行走，两侧腰肌略有胀感，不痛。

二至三诊，治疗方法同上，坐姿扭转增加到每组五十次；站姿扭转增加到每组一百次。

四诊时症状消除，各种姿势动作恢复正常，治愈。

【思考分析】

本案例患者是由于打高尔夫球，单向扭转运动过度，导致第五节腰椎椎体滑动。在治疗时，除了松解其紧张的腰部肌腱，还要用相反的运动，利用其自身的肌肉牵拉，以动制动，以偏纠偏，才能把扭转滑动的椎体调整回来，恢复到正常的平衡状态。

案十九

某女，家庭妇女

腰痛一周，经镇医院 X 光片检查，诊断为腰椎第三、四、五节骨质增生，予中药外敷，效果不显。

【望诊】

患者年龄约五十多岁，身高约一米六左右，体型较壮，肌肉结实。

【问诊】

一周前干家务活，弯腰提一桶水的时候，听到腰部响了一声，当时没有什么感觉，过后不久就开始感觉腰部酸胀，站立或行走时无感觉，半弯腰刷牙洗脸或洗碗时，左腰到左臀部坐骨处有一条筋拉扯，直起腰时腰骶部有点酸胀，坐着的时候腰骶部酸胀感极为明显，且左侧臀部不能放松自然地坐实在凳子上，睡觉翻身时腰骶部隐隐作痛，起床坐起的过程腰部到臀部有一根筋拉扯着痛。敷了几天中药，没有效果。

【触诊】

腰椎排列正常，无痛点；

左侧腰骶部胀痛明显，右侧腰骶部正常，无痛点；

两侧臀部肌肉正常，无痛点；

按压髂骨上沿向身体前推按无异常；

按压骶椎推按时左侧骶髂关节处酸痹难忍。

【诊断】左侧骶髂关节向后错位

【治疗】

一、患者俯卧，我以拇指按压法分别松解其腰部、腰骶部和臀部肌肉，直至其肌肉变松软为止。

二、患者俯卧，令其双手扒住治疗床上沿，使上身固定不动，我站在其身右侧，用左手抱着其左大腿近膝部的位置，提起后向身体右后侧翻转，我右手以掌根按在其左侧髂骨上沿，然后以左手抱其左大腿后拉，右手掌根向前推按其髂骨上沿，来回轻轻推拉几次，当患者的精神放松下来，肌肉不再紧张时，突然加大推按力度，以右手掌根以闪动力向前按压，这时听到其骶髂关节处传来一声轻响，复位完成。

放下其左腿，令俯卧不动静养十分钟。

【效果】复位完成，患者的所有不适感完全消失，痊愈。

【思考分析】

本案例患者症状的确诊有几点，一、能走不能坐，站立行走多久都行，但一坐下几分钟即腰骶部酸胀难忍；二、推按髂骨时无异常感觉，推按骶椎时骶髂关节处酸痹难忍。或者推按髂骨时无异常，但放手收劲时骶髂关节处有酸痹感。只要腰骶部出现这些症状，就基本可以确定为骶髂关节向后错位。

案二十

某女，家庭妇女

走路时右腿会时不时地突然发软，软得一点支撑力都没有似的，发病一个多月，在医院里检查诊断为腰五骶一椎间盘突出，做过腰部牵引，不但无效，反而变得更严重了。

【望诊】

患者年龄约五十多岁，身高约一米六五左右，体型中等。进门时由丈夫一手撑住其右腋窝，一手紧紧与其右手相握，右腿每迈一步都是蹭着地面向前试探，感觉到右腿能够支撑住了才敢迈左腿。坐下和站起的过程都必须用手全力支撑，如果不用手支撑着就完全不能起或坐，坐下来后就正常了。

【问诊】

发病一个多月，刚开始的时候就是右腿走路时偶尔一下发软，立定休息一下或摔几下腿就没事了。过了一周左右，发作的次数明显多了，就到医院检查，诊断为腰五骶一椎间盘突出，予敷药和腰部牵引治疗，结果是越治越重，直至不能自己起床，不敢自己行走，只要没有人撑扶，就只能定住不动，就像被点了穴似的。疼痛的感觉不明显，主要是酸软，酸软到完全无法动弹。

【触诊】

腰椎排列正常，无痛点；

两侧腰肌及软肋正常，无痛点；

两侧腰骶部肌肉酸胀，尤以右侧感觉明显；

左侧骶髂关节正常，无痛点；

右侧骶髂关节连接处有一明显压痛点；

用力按压骶椎无异常感觉；

用力按压髂骨则极为酸痹，异常难忍，这种感觉就像腿发软支撑不住的感觉一样；

右臀部和大小腿筋腱肌肉正常，无痛点；

【诊断】右侧骶髂关节髂骨向前错位

【治疗】

一、患者俯卧，我以拇指按压法分别松解其两侧腰肌、右侧臀部和大腿部肌肉，直至其相关肌肉变松软为止。

二、患者俯卧，我站立在患者右侧，双手掌根重叠按于患者骶髂关节最痛点偏向骶椎处轻轻按揉，一边与患者闲聊以分散其注意力，当其注意力转移时，双手掌根发力向下垂直按压骶椎，这时骶髂关节处传出一声轻响，骶髂关节复位成功。

嘱患者继续趴着不动，休息十分钟。

【效果】经一次治疗后，当时所有症状立即消失，各种姿势动作完全恢复正常，治愈。

【思考分析】

本案例患者症状的确诊要点是，一能坐不能走，站立和行走时患侧腿不能支撑身体，极为酸痹但痛感不明显；二、骶髂关节连接处有一明显痛点；三、按压骶椎时无异常感觉，按压髂骨时酸痹难忍，收劲放手时酸痹的感觉变轻。只要腰骶部出现这些症状，就基本可以确定为骶髂关节髂骨向前错位。

在临床上，骶髂关节的错位通常与其他腰胯腿部症状同时出现，而骶髂关节是腰胯腿支撑和运动的枢纽，只要有骶髂关节错位的情况，治疗时一定要首先处理骶髂关节的错位，然后才治疗其他症状，否则就不能取得满意的疗效。

案二十一

某女，经商

二胎产后腰部酸痛三个多月，尤其是平躺时骶椎更是酸胀不已。

【望诊】

患者年龄约三十多岁，身高一米六左右，体型中等，皮肤白嫩，面色红润，精神状态较好。

【问诊】

在怀孕五个月左右的时候，两侧腰骶部开始酸胀痛，站行坐都痛，睡觉时平躺着更是酸胀痛，侧身睡就不痛，做孕检的时候，有关医生告知是怀孕期间常见的情况，只要生产之后就会消失，但现在产后已经三个多月，还是老样子。因为在哺乳期，没有做过相应的检查和治疗。

【触诊】

腰椎排列正常，无痛点；

两侧腰骶部有胀痛感，无筋膜筋腱结节；

两侧髂骨上沿各有对称的压痛点；

两侧骶髂关节连接处各有一点明显的压痛；

两侧臀部肌肉均有胀痛感；

两侧大腿肌肉筋腱无异常；

按压骶椎时骶髂关节处有酸痹感；

按压两侧髂骨时整体腰部有舒服的感觉，两侧感觉基本一致。

【诊断】怀孕生产导致的两侧髂骨轻微向后错位

【治疗】

患者俯卧，我以双手掌根分别按压在其两侧的髂骨上，垂直缓慢加力按压，至其感觉腰部整体有轻松感出现的按压深度时，保持力度深度不变一分钟，再缓慢松开按压的劲力，重复以上操作，直至其两侧骶髂关节连接处的痛点消失为止。

【效果】当患者骶髂关节连接处的痛点消失后，其感觉腰骶部发热，非常轻松舒服，原有的酸胀痛感完全消失，痊愈。

【思考分析】

临床上育龄妇女由于怀孕和生产而导致的骶髂关节错位屡见不鲜，既有单侧错位，也有双侧错位；既有前错位又有后错位，还有一前一后的混合错位，要仔细诊断，精准对症治疗。

在诊断时，要与腰骶部筋膜筋腱痉挛结节区分开来，两者病变的部位都在腰骶部的位置，不易分辨，腰骶部筋膜筋腱痉挛是胀痛感，痛点位置多在于腰骶部髂骨上沿，并能触摸到明显的结节点；而骶髂关节的错位触摸痛点在骶髂关节连接处上，按压骶椎或髂骨时出现的是较为强烈的酸痹感。

案二十二

某女，干部

腰痛一年多，经多家医院检查确诊为腰椎弯曲度变直，腰椎侧弯，腰椎三四节椎间盘髓核脱出，腰五骶一椎间盘突出，建议手术治疗。患者担心手术风险，选择保守治疗。

【望诊】

患者年龄约四十岁左右，身高约一米六左右，身材苗条匀称，腰部僵硬，绑着护腰带，碎步蹒跚而来。思维敏捷，语速稍快。

【问诊】

一年多前开始腰痛，刚开始时认为是工作疲劳，在单位门诊部做了一个疗程十天的推拿，同时休息了几天不见缓解，就到本市的三甲医院检查，结果确诊为腰椎弯曲度变直，腰椎侧弯，腰椎三四节椎间盘髓核脱出，腰五骶一椎间盘突出，建议手术治疗。因为担心手术风险，患者选择了保守治疗。牵引、理疗、针灸、推拿、拍打捶击、踩背正骨、服用和外敷中药等等轮番上阵，总体效果不理想，有的治疗过程极为痛苦，腰背部肌肤青肿瘀痛，真是旧痛未除，又添新伤。当下症状是腰部整体僵硬胀痛，尤其是腰骶部的位置最为强烈，不能前俯后仰、左右旋转，自己连裤子袜子都穿不上。

【触诊】

腰椎椎体排列紧密，后棘突间距极小；

腰椎整体变直，弯曲度消失；

两侧腰肌胀硬，无明显的痛点；

两侧腰骶部极为胀痛；

两侧骶髂关节连接处正常，无痛点；

两侧臀部肌肉紧张，俯卧时右臀部明显高于左臀部；

站立时两侧髂骨上沿不在同一水平线上，左低右高，右侧腹股沟明显往里缩；

两大腿肌肉略有萎缩。

【诊断】腰椎生理弯曲度变直；腰椎向左侧弯；右股骨向内侧旋转。

【治疗】

一、患者俯卧，我以拇指按压法分别松解其两侧腰肌、两侧腰骶部及髂骨上沿、两侧臀部肌肉，直至以上肌肉肌腱明显放松为止。

二、患者仰卧，全身放松，两腿屈膝立于床上，我面对患者跪在其膝前，以双手掌扶在其膝部，把患者双膝合拢并向其身体方向慢慢推压，在推压过程中，要令患者两膝中间连线的中点正对其身体中线，推至极限时，再慢慢放松压力，令其两膝退回并立置于床上，在放松退回过程中，也要保持患者的两膝连线中点正对着其身体中线。如此为一次，重复五十次。

三、患者仰卧，我以大浴巾卷成结实的圆柱体，直径约十厘米，放置在患者的正对肚脐的腰部下方；同时令其双腿并拢，用两条皮带紧紧地绑住其膝部上方和下方，使两腿不能随意移动。时间三十分钟。

四、先解开绑住膝部的皮带，然后托住腰部把腰下的浴巾抽出来，平躺五分钟左右。

五、然后再重复治疗方法二。

至此完成一次治疗。

【效果】

至十诊时，患者的腰椎生理弯曲度有所好转，腰椎排列趋向好转，后棘突间距有所变宽，腰部胀痛感和僵硬发紧的感觉有所减轻，站立时骨盆的歪斜程度有所好转，能够自己勉强穿上裤子袜子。

效不更方，治疗方法同上，每天治疗一次，至九十诊时，患者的腰椎生理弯曲度已基本恢复，腰椎排列和后棘突间距正常，腰部胀痛感和僵硬发紧的感觉完全消失，站立时骨盆已经平正，日常生活已完全恢复正常，只有两大腿肌肉没有完全恢复。

九十一至一百二十诊时，治疗方法同上，以作巩固之用，同时增加了一个患者面对墙壁并腿全蹲的动作，由三十次蹲起逐渐增加到九十次蹲起，加强了大腿和腰部的力量锻炼。痊愈。

【思考分析】

本案例患者症状多发，极为复杂，整个腰椎已经像麻花似的被强力拧转拧紧，一般性的手法松解已完全不能取效，且因为有椎间盘髓核脱出，更加不能用手法强行扳正复位。所以在整个治疗过程中，都遵循一个原则，就是用特定的方式，静态为主，依靠患者自身的肌力牵拉，来达到松解肌腱牵正腰椎的目的，这个过程的治疗方法具有确定性，治疗顺序不能改变，须环环相扣，逐步推进，才能避免腰椎进一步受伤而截瘫的风险，又可以取得满意的疗效。

腿　部

案一

某女，退休军医

几年前车祸损伤头部，经抢救及一系列治疗后康复，但有一个问题始终不能解决，就是不能像正常人一样随意跨步迈腿行走，必须要抬膝踏步行走，走得慢时像踏步哼歌，走得快时像蹦蹦跳跳的，旁人都说这是个快乐的老太太，自己就苦不堪言。

【望诊】

患者年龄约六十五岁，身高约一米五，体形略瘦，满头白发，步态蹒跚，每迈一步，要先挺胯向前，然后再伸腿，膝盖都是弯曲着，步幅很小，脚掌蹭着地面，言语流利，神志正常。

【问诊】

几年前因车祸损伤头部，经抢救及一系列治疗后康复，但有一个问题始终不能解决，就是不能像正常人一样随意跨步迈腿行走，必须要抬膝踏步行走，走得慢时像踏步哼歌，走得快时像蹦蹦跳跳的，旁人都说这是个快乐的老太太，自己就苦不堪言。站立着是正常人，哪都不痛不麻不胀，坐卧也一如常人。时有头痛，但自己感觉头痛与行走不便的症状没有联系，血压正常，高度近视，头发白是出了事故治疗后出现的，尤其是做高压氧治疗时白得更快更彻底。

【触诊】

颈部两侧肌肉正常，椎体排列正常，无痛点；

后棘突和右侧横棘突正常，无痛点；

左侧第五第六横棘突有压痛点；

肩臂关节活动正常，肌肉稀松；

胸椎、胸廓和夹脊正常；

腰椎正常，臀部肌肉瘦削稀松，大腿后部肌肉瘦削，较为紧张，筋腱皆成长条索状，按之微微胀痛；

膝盖部位前后皆无痛点，但筋腱和皮肤紧绷，小腿肌肉瘦削，略显紧张。

【诊断】 肝血亏耗，血不荣筋而致筋挛。

【治疗】

一、患者坐姿，我站立在患者身后，右手在其面前横绕，右手掌轻扣住其左侧头后颈部，我左手拇指顶按在其颈椎第五第六节横棘突左侧痛点，嘱患者向右转头，至最大角度时，再用自主闪动力向右转，同时我双手协同用力，右手向右向上提拉，左手拇指向右顶按，一声轻响，复位完成。

二、患者俯卧，我以拇指按压法松解其两大腿后部筋腱，从坐骨下沿结节点开始，一直松解至脚后跟，所有的条索状筋腱都松解，直至其变松变软为止。

【效果】一次治疗后，患者下肢倍感轻松，步幅有所加大。

二诊：

患者告知轻松的感觉只能保持两个多小时，之后又逐渐恢复原状。查其颈椎已正常，不再治疗颈椎，其腿部治疗如前法。

三至五诊：

患者告知效果如前，并无再多改善。

加太冲（双）穴，行指针泻法。患者仰卧床上，双腿自然伸直，我以双手拇指按在其太冲穴上，轻按快提，提起时离开皮肤，一按一提为一次，六次一组，每组完成后稍做停顿，如此反复操作。这时，患者告知指下穴位有一股凉气沿双下肢内侧向上走串，进入腹部。

十诊：由太冲穴向上走串的凉气已到达眼眶，眼睛顿觉清凉，异常舒服。

十二诊：这股凉气突然向上冲出头顶，这时患者告知，浑身上下好像松了绑似的，再也没有抽紧的感觉。双腿的筋腱也像长了两寸，迈步正常了。

二十诊：行走迈步已恢复正常，但出现下肢酸软无力的情况。治疗手法再作调整，按压松解腿部筋腱的手法变为轻柔的按揉；太冲穴指针手法不变，但每组间隔时间改为停顿三次呼吸，再操作第二组；

另外加上行指针补血海（双）穴，即患者仰卧，自然放松，我以双手拇指按在其大腿内侧血海穴上，紧按轻提，三次一组，每组间略有间隔，重复操作，至患者感觉穴位深处出现热感并渗透至腿骨内时停止。

二十五诊：患者已恢复正常。行走迈步已放松自然，无拉扯抽紧的情况，酸软无力的情况也已消失，痊愈。

【思考分析】

本案例表面上是筋挛的症状，实质上是肝血亏耗，血不能养筋。治疗上以松解筋腱治其标，指针取太冲（双）穴行泻法调其气，再补血海（双）穴固其本，多管齐下，次第推进，终于取得良好的效果。

在第一诊时，有一个调整颈椎横突错位的过程，这是由于临床上也有可能因颈椎错位，压迫神经而导致出现相应的症状，尤其是这种由于车祸受伤后出现的症状，更要注意细查颈椎的问题，所以这个调整颈椎的过程既是治疗方式，也是排除颈椎致病的方法。

案二

某女，职员

左腿风湿三十年，畏寒怕冷，连最为炎热的盛夏也不能脱下秋裤穿裙子。

【望诊】

患者年龄三十五六岁，身高一米六五左右，体型中等，思维正常。来诊时正值五月的夏天，爱美的姑娘们早就穿上了各色的裙子了，患者还是穿着长裤，里面还有一条秋裤。

【问诊】

患者大约在五六岁的时候，参加少年宫舞蹈训练班，有一天练习舞蹈动作时，扭伤了左胯，父母领着上医院按扭伤处理了一下，能正常走路了，但痛点转移到腹股沟处，时时隐隐作痛，之后又做过多次检查，各种指标均没有发现异常，也就无法确诊，仅以怀疑是风湿病，也不予给药。从当年冬天起，左腿就开始畏寒怕冷，一直持续至今。三十年来也吃了无数中药，吃的时候会好点，但也还是怕冷，夏天也不敢脱下秋裤。现在左腿怕冷，皮肤温度比右腿要低，保暖好的时候不痛不痒，一旦受凉整条腿就又僵又痛。

【触诊】

腹股沟处有浅按的痛感，对比健侧腹股沟皮肤浅层紧绷；

股四头肌与髂骨连接处有一明显的筋结，按压之极为疼痛；

整条大腿前部和外侧肌肉及皮肤僵硬发紧，有广泛性浅层压痛，肌肉深层有强烈的胀痛。

【诊断】腹股沟筋膜痉挛；股四头肌与髂骨连接处筋腱痉挛；大腿前部和外侧筋膜大面积痉挛，深层肌肉群劳损。

【治疗】

一、患者仰卧，我以拇指按压法重力按压其股四头肌与髂骨连接处的痉挛点，直至其痛感减轻，痉挛结节点变松软为止。

二、再以拇指轻按推揉法松解其腹股沟浅层筋膜，直至其痛感发散减轻，皮肤松弛为止。

三、再以拇指轻按推揉法全面松解其大腿前部和外侧浅层筋膜，直至其大腿浅层筋膜痛感减轻，皮肤松弛为止。

四、再以按压法重力按压松解其大腿前部和外侧深层肌腱，直至所有肌腱变松软，胀痛感减轻为止。

【效果】

经一次治疗后，患者即感觉左腿发热，皮肤表面出了一层细汗，舒服极了，当即脱下了秋裤。并且第二天在不穿秋裤的情况下吹了一天的空调，也没有任何不适。

共诊四次，治愈。

【思考分析】

本案例患者的症状是由于胯部受伤后，处理不完全，导致了右腿部肌肉和表层筋膜痉挛，影响了腿部的气血循环。

当松解了痉挛的肌肉和筋膜后，腿部的气血循环恢复了正常，畏寒怕冷的症状自然就消失了。正所谓：正气存内，邪不可干；邪之所凑，其气必虚。

案三

某男，高管

三十多年前腰椎间盘突出，在国外做了手术，近五六年来两腿走路越来越艰难，医院检查诊断为腰椎狭窄。

【望诊】

患者年龄七十岁，身高一米八几，肩宽臂长，思维敏捷，声音洪亮，底气十足。

站立和行走时微有驼背，两膝盖不能伸直，两脚掌蹭着地面，跨步时身体起伏不定。

【问诊】

三十多年前在外国工作期间，出现了一次腰椎间盘突出，在当地医院做了手术，手术后效果不错，一直保持了近三十年没有犯病。直至五六年前，在一次旅游时扭伤了脚踝关节，在没有治疗和休息的情况下继续走完了整个旅程，从此以后脚踝就时时作痛，但也能坚持走路。当年的冬天，天下着大雪，连续开车六个多小时，到下车时就突然走不了路了。经过治疗后能走路了。近年来两腿走路越来越艰难，每走一步都要费很大的劲，上台阶时必须用手拽着扶手往上拉，或者用双手撑住膝盖往上走，下台阶时也要拽紧扶手，生怕腿脚支撑不住跌倒，不敢坐公交车，因为上下不了公交车的脚踏板。医院检查诊断为腰椎管狭窄。因为年龄的原因和之前已经做过腰椎手术，故建议保守治疗。在医院和民间都做过各种治疗，效果不理想。有痛风病史。

【触诊】

腰椎排列正常，无痛点；

两侧腰肌正常，无痛点；

两侧腰骶部肌肉酸胀，有筋腱结节，按压之较为疼痛；

两侧臀部肌肉胀痛，左侧较为强烈；

两大腿肌肉瘦弱，前部和外侧肌肉筋腱紧张，压痛明显，左侧较为强烈；

两腿腘窝处筋腱痉挛结节，稍微用力伸直则整个膝部前后皆痛；

两脚踝关节处肌肉松弛，筋腱紧张疼痛，关节腔间距变窄，踝关节活动范围严重受限，脚面筋腱痉挛疼痛，十脚趾僵硬疼痛。

【诊断】腰骶部筋腱痉挛结节；臀部肌肉劳损；两大腿前部和外侧肌腱痉挛；两腿腘窝处筋腱痉挛；两脚踝关节错位；两脚面和十脚趾筋腱痉挛。

【治疗】

一、患者俯卧，我以拇指按压法松解其腰骶部痉挛结节的筋腱，直至痉挛结节的筋腱变松软，胀痛感减轻为止。

二、再以拇指按压法松解其两侧紧张的臀部肌肉，直至其变松软为止。

三、再以拇指按压法松解其两大腿前部和外侧痉挛的肌腱，直至其变松软，疼痛感减轻为止。

四、再以拇指按压推揉法松解其两腘窝痉挛的筋腱，直至其变松软，疼痛感减轻为止。

五、再以两手分别抓握其踝关节处和脚掌，用力旋转摇动并拉伸其踝关节，令踝关节腔有明显的被拉开的感觉。

六、再以拇指按压法逐个松解其脚面和脚趾筋腱，直至其变松软
为止。

【效果】

经一次治疗后，患者感觉明显轻松，笑言终于看到了做回正常人的希
望了。

嘱咐患者每天做踮脚、耗腿抻筋和蹲起的锻炼，作为重要的方式辅助
治疗。共治疗了近百天九十余诊，所有的症状基本消除，活动基本恢复正
常，走路越来越轻松，上下台阶再也不用手撑膝盖或遛着墙边找扶手，在
平整的地面还能小跑几步。

嘱咐患者继续坚持每天做踮脚、耗腿抻筋和蹲起的锻炼，作为巩固疗
效，进一步提高运动能力的重要保障。

【思考分析】

本案例患者虽然医院确诊为腰椎管狭窄，然而深究其诸多症状的起
因，却并非由腰椎管狭窄压迫神经而导致的。其起因是扭伤了踝关节后，
没有治疗和休息，又硬撑着继续长时间走路，加重了踝关节的损伤，由于
踝关节的损伤疼痛，所以行走时会本能地回避脚踝的痛点，从而使大小腿
的运动处于错误的姿势，令两腿长时间地处于疲劳状态，过度疲劳的肌腱
就会痉挛。所以正确诊断症状的起因，不被习惯思维所影响，是本案例诊
断和治疗的基础。

治疗时要首先解决各部位的痉挛，然后整复错位的踝关节，再以抻筋
来加强筋腱的放松，最后通过运动来增加肌肉的力量。在精确诊断的基础
上，施予正确的治疗方法，循序渐进地层层推进，治疗效果逐日显现，最
终得以完全治愈。

膝　部

案一

某男，军人

半年前散步时扭伤右膝盖，膝盖内侧剧烈疼痛，半年多来日渐加重，

就诊时日常生活须服用止痛药才能勉强活动。经多家医院诊治无效，最后某权威医院诊断为膝盖退行性病变，建议手术置换人造关节。病人不愿手术，经人介绍前来求诊。

【望诊】

患者年龄约五十来岁，身高一米七五左右，体型健壮，思维敏捷，声音洪亮。走路时一瘸一拐，右膝部紧张绷直，落地时一闪而过，主要由左腿支撑和运动。

【问诊】

半年前的一天散步时，走着走着感觉右膝盖有点别扭，也不在意，坚持走完了十公里。第二天早上膝盖就痛得不行了，右脚完全不敢落地。即到医院检查，没能进行确诊，给了一些止痛药，就让其回家休息。因为工作繁忙，也没有好好休息，只能带着止痛药，走到哪吃到哪。经多家医院检查，还是不能确诊，最后在京城某权威医院检查，确诊为膝盖退行性病变，建议手术置换人造关节，病人不愿手术，经人介绍前来求诊。

当下的症状是右膝盖内侧疼痛，只要腿一撑地就痛，且痛不可忍。坐卧时不痛，不负重自主活动也不痛，屈膝抱腿也没有问题。

【触诊】

右膝部发热，尤以内侧较为明显，不肿；

髌骨面无红肿，无痛点；

髌骨边缘及骨关节缝隙无红肿，无痛点；

按住髌骨向下挤压，关节腔平滑，无痛感，无骨擦声；

膝眼及周围筋腱无痛感，无积液，无痛点；

膝部外侧缝隙和筋腱无结节，无痛点；

腘窝处无筋腱结节，无痛点；

膝部内侧与胫骨连接处有一点小结节，点按之极为疼痛，不负重自主屈膝弯腿对痛点无影响，但直膝站立和屈膝站立时该痛点就痛不可忍，用手按住其大腿上与该痛点相联系的肌腱时，该痛点痛感减轻。有痛风病史。

【诊断】右膝部内侧与胫骨连接处筋腱痉挛，且该筋腱向膝盖前部滑动出槽。

【治疗】

一、患者仰卧，右腿放松自然伸直，我以拇指按压住右膝部的痛点，沿该痛点的筋腱向大腿方向推寻，找到此筋腱上另一个明显的痛点，按压此痛点时，膝部内侧原痛点的痛感明显减轻，即在此筋腱上的痛点行拇指按压法松解，直至此筋腱上的痛点明显减轻为止。

二、患者仰卧，右腿放松伸直，我以左手拇指紧按在胫骨痛点前沿，紧紧地贴着骨面用力向腘窝方向推动痛点的筋腱，同时用右手握住其右脚踝，令患者尽力收腿屈膝，我握其右脚踝与之对抗其收腿屈膝，然后我与患者一起放松，重复三次。

【效果】治疗完后，患者右腿即可落地行走，除了原痛点周围有些酸胀，痛感已基本消失。当天晚上还打了一场篮球比赛，也没有明显的感觉。

二诊治疗方法同上，巩固一次，治愈。

【思考分析】

本案例患者的症状是典型的筋出槽和痉挛，与膝盖和膝关节没有任何关系，如果动手术置换了人造关节，那就太冤枉了。至于其剧烈的痛感，究其原因是患者有痛风的体质，所以痛感就异常剧烈，正所谓"膏粱之体，其痛也剧"。

案二

某女，家属

右膝部红肿疼痛，数年来又针又药，内服外敷，遍医无效。

【望诊】

患者年龄约六十多岁，身高约一米五左右，身体壮实。右腿跛行，右膝明显向外拐，如 O 型腿，左腿正常。

【问诊】

右膝盖痛了五六年了，没有跌倒扭伤的情况，刚开始时就是上台阶有点酸痛，之后下台阶也酸痛，还撑不住劲，再后来发展到走平地也痛。腿伸不直，也不能完全弯曲，只能弯过九十度一点，如厕时如果是蹲坑，那右腿就必须向前伸着，起身时要右手拉拽着扶手，左手撑住左膝盖，手脚一起用力才能起来。刚发病时去医院治疗，还会好转一些，越到后来效果就越差，常规常见的治疗方法就不说了，光是各种民间的验方效方偏方，就用了不下百十种，还是没有明显改善。

现在的症状是膝盖不能伸直，如果用力挺直则整个膝部前后都痛，前面是刺痛，后面腘窝是拉扯着筋痛；上下台阶不能用右腿，膝盖又痛又酸软；不能下蹲，不能屈膝弯腿，只要弯曲超过九十度，膝盖前面和大腿是拉扯着痛，腘窝处是卡住的痛。

【触诊】

整个右膝部轻微红肿发热，皮肤温度高于左膝；

膝盖上部筋腱僵硬，有压痛，大腿前部肌肉瘦削，按压之有胀痛感；

膝盖髌骨面筋膜紧绷，髌骨与膝关节间隙变窄，周围筋膜紧绷，按住髌骨向下挤压时，不易推动，有轻微摩擦感；

膝盖下部筋腱紧绷，有明显的压痛；

膝部内外两侧皮肤紧绷，有轻微压痛；

腘窝处筋腱如紧绷弓弦，拿捏时痛感强烈。

【诊断】 右膝盖筋腱筋膜挛缩；大腿肌肉失用性萎缩

【治疗】

一、患者仰卧，右腿伸展放松置于床上，腘窝处用枕头垫起，令膝部处于放松状态，我以两手拇指按压推揉其膝盖处及周围所有紧绷紧张的筋腱筋膜，力度由轻到重，方向从大腿推向脚掌，不能反向推揉，直至其筋腱筋膜变松软为止。这个过程患者膝盖会有痛感，但要控制好力度，不能出现不可忍受的剧痛，以避免新的损伤。

二、患者俯卧，以枕头垫在其右脚踝处，使腘窝处肌肉筋腱处于放松状态，我以拿捏法松解其紧绷的筋腱，直至其变松软为止。

【效果】 经一次治疗后，患者感觉右膝部绷紧的情况有所好转。

嘱咐患者进行抻筋和蹲起的锻炼，以巩固疗效和提高运动能力。

共治疗一个月共三十诊，治疗方法同上。至三十诊时，患者膝部各种疼痛感消失，膝关节活动灵活，可以自然伸直和完全屈膝，可以不需用手撑扶自由地下蹲和立起，做蹲起运动可以一口气完成三十个。叮嘱患者继续做抻筋和蹲起的运动，巩固疗效。治愈。

【思考分析】

本案例患者的症状是由于膝关节筋腱筋膜痉挛而引起的，只要把痉挛的筋腱筋膜松解开来，就能令其恢复正常。假如着眼点只是落在骨骼和关节的病变上，这就搞错了方向，最后可能是越治越偏，越治越坏了。

附记：一年后偶遇患者，其告知膝部情况良好，蹲起的运动已经可以每次一口气完成一百二十个，且没有太累的感觉。在照顾生病住院的家人时，因为搭电梯头晕，每天上下二十八层楼梯四次，连续十天，也没有任何的不适。

案三

某女，职工

右膝部扭伤两周，肿胀疼痛，有明显瘀血，不能弯曲，不能下蹲，睡觉时要用两个枕头垫在腘窝才能入睡。

【望诊】

患者年龄四十多岁，身高一米六左右，体型壮实，右膝敷着药包，右腿跛行，拄着双拐。

【问诊】

两周前搬动一个很重的柜子，当时患者位于靠墙的位置，右腿别在墙边伸展不了，抬起柜子移动时，用不了力，别着右腿以右胯顶住柜子用力推移，在这过程中听到右膝外侧响了一声，整条腿一下子就软了下来，之后就开始疼痛。在单位卫生室敷了几袋子冰，硬撑着就回去了。当天晚上膝盖就痛得厉害，肿得像扣了个馒头在膝盖上，发胀发热，既伸不直腿也曲不了膝。去医院拍片检查骨头没事，诊断为软组织损伤，敷上了中药包，并拿了一些止痛药，让患者回家敷药静养，实在太痛就吃止痛药。折腾了一周，除了肿胀消退了一些，其他症状一点也没有改善。当下症状是膝盖疼痛红肿，伸不直腿也弯不了膝，不能支撑用力，睡觉时要用两个枕头垫在腘窝处才能入睡。

【触诊】

整个膝盖肿胀，发热，以指按压时出现凹陷并疼痛，无外伤创口；

屈膝和伸腿时膝盖面上疼痛，膝盖上下方连接处筋腱紧张，筋腱上无明显的痛点，无筋膜筋腱结节；

挤压髌骨时关节腔平滑，无异常响声，髌骨与关节间距正常，边缘筋膜筋腱有轻微痛感；

腘窝处无痛点，筋腱略显紧张，无结节；

【诊断】右膝盖髌骨面筋腱筋膜损伤

【治疗】

一、患者仰卧，腘窝处放置两个枕头，使右腿处于放松状态。我以双手拇指放置在其膝盖上肿胀的上边沿，指尖朝向其脚掌方向，以较轻的透过皮面即止的力度，保持力度和深度不变，向下直线推揉，至超过膝盖下方肿胀的下边缘为止。此操作要把所有的肿胀面全部推揉一遍，且只能从上向下推，不能反推。

二、治疗方法同上，力度加大至深入肌肉中间，保持力度和深度不变，把所有的肿胀面全部推揉一遍。

三、治疗方法同上，力度加大深达骨膜上，保持力度和深度不变，把所有的肿胀面全部推揉一遍。

四、再以双手掌根重叠，用力按压在患者的右腿腹股沟动脉搏动处，直至其脚掌脚趾发白发凉时，突然松手，令其血液直冲而下，腿脚发热，重复操作三次。

【效果】

经一次治疗后，患者的膝盖肿胀明显消退，疼痛感明显减轻，已能基本伸腿，屈膝角度明显变大，落地支撑力变大了一些。

至四诊后，所有症状消失，治愈。

【思考分析】

本案例患者的症状是由膝盖扭伤所引起的，经过前期的敷药，略有好转，虽然疼痛感依然存在，但没有并发筋膜筋腱的痉挛，所以治疗时只要舒筋和活血就可以了。舒筋时分为三个层次，即按皮膜，筋膜，骨膜来操作；最后用蓄血活血的手法，来达到活血化瘀的效果。

案四

某女，干部

双腿膝盖发软，上台阶酸痛，不能完全下蹲，须手扶支撑物才能站起来，无肿胀，无明显疼痛点，已在各大医院予针药治疗一年，无效。

【望诊】

患者年龄约五十多岁，身高一米六左右，中等身材，平地行走无异常。

【问诊】

一年多前外出旅游，爬山多且时间长，休息不好，回来后就出现双腿膝盖发软，上台阶酸软，下台阶正常，不能完全下蹲，若蹲下后须手扶支撑物才能站起来，抬腿屈膝正常，无肿胀，无明显疼痛点，已在各大医院检查治疗一年，有诊断为髌骨软化，有诊断为髌骨韧带钙化，有诊断为髌骨韧带磨损，有诊断为膝关节退行性变，更有甚者某专科博士比画着膝关节模型，指患者膝关节的损伤已无法逆转，连走路都不能超过多少步等等，使患者深感忧虑又无所适从。每次诊断都做相应的治疗，最终都无效。

当下的情况是平地走路和站立没有任何异常感觉，不下蹲不上台阶也没有异常感觉，只要蹲下就站不起来，必须手拉着支撑物才能站起来，上台阶必须用力撑住膝盖，不然就酸软用不上力。

【触诊】

两腿膝关节没有痛点，没有肿胀，没有积液；

挤压髌骨时关节腔平滑，无异常响声，髌骨与关节间距正常；

两大腿前部肌肉瘦削，尤以越靠近膝关节处就越瘦削；

腘窝处无痛点，无筋腱结节。

【诊断】 大腿前部肌肉失用性萎缩

【治疗】

一、患者仰卧，两腿伸直放松，我以双手掌心按在其膝盖上，轻轻按揉，同时与其闲聊，引导其消除忧虑和恐惧。时间约三十分钟。

二、令患者双手扶膝，快速下蹲和站起，当其完成一次下蹲和站起的动作后，再鼓励其继续重复，结果一连串做了十次，不但没有任何不适，反而觉得腿有点劲了。

【效果】 每次治疗都以同样的方式边从思想上引导，边令其做蹲起的运动，至十五诊时，所有不适完全消失，两大腿力量恢复正常，治愈。

【思考分析】

本案例患者的膝关节没有任何的损伤，所有的问题在于旅游时的过度疲劳，本来休息一下就可以恢复正常，但由于其心思较细，做了各种检查，结果越整越乱，最终无所适从。因此当诊断后发现并无病变时，我仅是安慰式地按揉一下，令其完成一次自主蹲起，就可以恢复她的信心，剩下的就是监督其锻炼到肌肉力量增加，所有症状消失即可。

案五

某男，干部

打羽毛球扭伤左膝关节三年，屡治屡伤，已经失去治愈的信心。

【望诊】

患者年龄三十多岁，身高约一米七左右，身体匀称，肌肉线条明显，右手右腿明显比左手左腿强壮，左膝敷着药包，左腿一瘸一拐跛行而来。

【问诊】

患者爱好羽毛球运动，近年来在市业余羽毛球比赛中多次夺冠。三年多前在训练时扭伤了左膝关节，当时就不能走路了，膝关节红肿疼痛，之后去敷了一周的中药，消肿止痛后就又上场打球，没过多久又扭伤了左膝关节，只能再去敷中药。三年多来，打球受伤治疗，再打球再受伤再治疗，如此循环不已，几年来治遍了各大小医院，中医西药民间疗法，均无法根治，经朋友介绍求诊于我时，也是抱着死马权当活马医的想法，姑且一试而已，并不抱有治愈的希望。

当下症状左膝关节红肿疼痛，不能负重或下蹲，不能完全屈膝。医院检查诊断多是韧带拉伤或软组织损伤。

【触诊】

左大腿肌肉略显瘦削，肌肉力量不足，无痛点；

左膝盖前部肿胀像扣着半个面包，皮肤粗糙发黑，整个肿胀面皆有疼痛感，尤其是髌骨上方和下方膝眼处更为明显；

髌骨与关节间距略窄，挤压髌骨时关节腔内平滑，没有异常响声，无明显的积液渗出；

腘窝处没有筋腱痉挛结节，无痛点。

【诊断】 左膝关节陈旧性损伤

【治疗】

因为患者膝关节的皮肤受久敷的中药影响，不能在局部进行手法治疗，故以下病上治，左病右治的方式，在患者的右肘关节处寻找到一个最敏感的相应痛点，以拇指重力按压，当按压右肘关节的敏感点时，患者的左膝关节处就往外渗出一股凉气，直至左膝关节没有凉气渗出，整个膝关节变温热为止。

【效果】

以此方法治疗十次后，患者膝关节的疼痛感基本消失，站立行走恢复正常，已能屈膝完全下蹲。此时再以拇指按压推揉松解其膝关节筋膜筋腱，五次松解后结束治疗。治愈。

嘱咐患者加强左大腿部肌肉力量的锻炼，既能巩固疗效，又能提高羽毛球运动水平。

【思考分析】

本案例患者膝关节的陈旧性损伤，主要是因为在早期受伤后没有完全恢复，就又上场打球造成的。在治疗运动性损伤时一定要注意，消除其临床症状只是整个治疗过程的一部分，还要着重加强受伤部位力量的锻炼，在没有完全恢复肌肉力量时，禁止其运动，是巩固治疗效果的最重要的保护措施。

骨折后康复

案一

某女，干部

一年半前，下车关车门时被车门夹住右大臂导致大臂肱骨骨折，医院予手术内固定，之后到现在，骨痂未能长成，疼痛不已。

【望诊】

患者年龄五十多岁，身高一米六左右，身体壮实，爽朗热情。

【问诊】

一年半前，下车关车门时被车门夹住右大臂，拍片检查确诊大臂肱骨骨折，医院予手术内固定，三个多月后患部出现剧痛，回到原就诊医院检查，发现骨折处糜烂，不得已再行手术切除了约一寸多长糜烂的部分，再予内固定，一年后骨痂形成，摘除了内固定钢片。不料某日逛街时人多拥挤，被人撞了一下伤臂，又出现疼痛，一检查，原骨折处又再次骨折，之后遍医无效。

当下症状是骨折处开裂，未分离，无骨痂形成，上臂肌肉在靠近肘关节处有一圈松弛下坠，并伴有疼痛发软。

【触诊】

肩关节正常，无错位脱出，无痛点；

右上臂骨折处轻轻触摸有尖锐的疼痛；

上臂肌肉失用性萎缩，在靠近肘关节处有一圈皮肉松弛下坠，看上去像套了个肉圈，不痛；

皮肤表面温度略高，无明显的瘀血。

【诊断】 反复骨折创伤；气虚血瘀

【治疗】

一、患者仰卧，右臂外展与身体成六十度角，掌心向上，手臂放松，我以双手掌根重叠，按压在其上臂近肩部动脉搏动处，用力紧压，直至其手掌手指变白变紫，发胀发凉时，突然松开按压的双掌根，使积蓄的血液向下冲出直达指尖。重复操作十五次。

二、再以双手拇指按压推揉其肘关节、小臂和手掌手指，直至其手掌手指的血色变为鲜红为止。

【效果】

治疗一次后，患者骨折处的疼痛感大为减轻，非常舒服。

至第十诊时疼痛感已完全消失。

至第十二诊后，患者又拍了个 CT 片，骨痂已然形成。停止手法治疗。

功能康复锻炼：

一、嘱咐患者绑住夹板做屈伸臂锻炼一个月。

二、嘱咐患者绑住夹板负重一公斤进行曲伸臂锻炼一个月。

三、嘱咐患者绑住夹板负重二点五公斤进行曲伸臂锻炼一个月。

四、嘱咐患者松开夹板负重一公斤进行曲伸臂锻炼一个月。

五、嘱咐患者松开夹板负重二点五公斤进行曲伸臂锻炼三个月。

至此整个治疗过程完成，患者骨痂形成，密度正常，肌肉萎缩部分完全恢复正常，康复。

【思考分析】

本案例患者反复多次骨折，历经多次手术，造成气血亏虚，不能营养筋骨。因此治疗的第一要点在于通其气血，补其亏虚。当气血已通，骨痂形成后，就要以局部的功能锻炼强其筋肉。由于其病情延绵日久，肌腱肌肉处于极为软弱无力的状态，所以功能锻炼时必须坚持分步推进，宁慢勿快的原则，根据具体情况随时调整运动量，在保证不产生新的损伤的同时达到理想的效果。

案二

某女，家属

右手腕骨折一个月，拍片检查骨痂生长不充分，伤处疼痛，除了握拳动作能做，腕部其余动作都不能完成。

【望诊】

患者年龄约七十岁，身高约一米五左右，身体较瘦，精神好，中气足，嗓门大。

【问诊】

一个多月前，上楼梯被楼梯台阶绊了一下脚，为了防止跌倒，两手本能地撑向前面的台阶，起身后右手腕上有点疼痛，也不在意，以为过会就没事了，结果过了两天还是痛，还有点肿，就去了医院检查，结果是桡骨远端（腕关节处）骨裂，打了几天消炎针，没做其他的治疗，就让患者回家静养。休养了一个月，伤处还是疼痛，腕关节各种方向的活动都受限，也无力提拿东西。拍片检查显示骨痂生长不充分。

当下的情况是手指活动正常，能握拳，腕关节疼痛不能受力，活动受限，拧不了毛巾，拿不起水杯，夹菜时大块一点的肉都夹不住。

【触诊】

右腕关节处无明显痛点；

手掌背面青筋明显，无痛点；

腕部桡骨上有一疼痛点，无肿胀，无明显的瘀血，腕关节所有活动受限都因此痛点而起；

能放松握拳，不能用力握拳；

【诊断】 骨裂所致的筋膜粘连

【治疗】

一、患者靠坐在沙发上，右手半握拳，掌心向里放置在沙发扶手上，我以双手拇指轻按在其小臂中段桡骨上，轻轻向其手指尖方向推揉至其大拇指端和整个掌背，重点在痛点周围的筋膜，推揉力度以其不感觉痛，又有筋膜被推动的感觉为度，重复操作三次。

二、再以右手拇指轻轻按于患者的骨裂痛点上，以意念指针补法轻提轻按，直至其痛点明显发热为止。

【效果】

经一次治疗后，患者骨裂处的痛感减轻，手腕灵活度有所改善。

至十诊时拍片检查，骨痂形成，密度正常。手腕活动自如，痛感消失。治愈。

【思考分析】

本案例患者的症状是由于骨裂引起的筋膜粘连，粘连的筋膜阻碍了手腕的活动，同时也阻滞了患处的气血循环，从而导致骨痂生长缓慢。"正骨先正筋，筋正骨自连。"所以治疗时首先理顺拨开粘连的筋膜，再指针补其亏虚的患处气血，即能复其气血，促进其骨痂的快速生成。

案三

某女，家庭主妇

从自行车上跌倒，右膝盖磕在一块石头尖上，造成髌骨粉碎性骨折，经医院手术固定后五十余日，X光片显示骨痂已长好，但右膝部不能弯曲伸直，肿胀比正常膝部大两倍，皮肤发黑发硬，伴有胀痛。

【望诊】

患者年龄四十多岁，身高约一米五左右，身体半躺在床上，右腿半曲半伸，左腿屈膝盘着，右膝异常肿胀，皮肤发黑。

【问诊】

五十多天前，患者的先生骑自行车带着她赶路，边骑车边聊天，不小心自行车的前轮碾上一块碎砖头，车子摇晃了几下，把患者从自行车后座上颠了下来，右膝盖正好跪在一块石头尖上，当即感到膝盖剧痛，扒开裤腿一看，整个膝盖骨变大了很多，而且瞬间就肿得很大。到医院拍片检查，确诊为右膝髌骨粉碎性骨折，即予手术复位，并用膝圈予以固定，经过五十多天的治疗，拍片显示骨痂形成良好，遂拆除了固定的膝圈。

当下的症状是膝部极为僵硬，不能弯曲伸直，肿胀比健侧膝部大两倍，皮肤发黑发硬，伴有脉冲式的胀痛，不能支撑用力，大腿肌肉萎缩。

【触诊】

大腿肌肉萎缩，无痛点；

膝盖肿胀，皮肤发硬，皮面发热；

髌骨周围筋腱僵硬缺乏弹性，按之略痛；

挤压髌骨难以移动，向小腿和大腿方向上下推动时酸痛感明显；

腘窝处有暗黑色瘀血，有胀痛感；

小腿肚子肌肉僵硬，略有胀痛。

【诊断】 右膝盖骨折后筋腱失养

【治疗】

一、患者仰卧，腘窝处放置两个枕头，使右腿处于放松状态。我以双手拇指放置在其膝盖上肿胀的上边沿，指尖朝向其脚掌方向，以较轻的透过皮面即止的力度，保持力度和深度不变，向下直线推揉，至超过膝盖下方肿胀的下边缘为止。此操作要把所有的肿胀面全部推揉一遍，且只能从上向下推，不能反推。

二、治疗方法同上，力度加大至深入肌肉中间，保持力度和深度不变，把所有的肿胀面全部推揉一遍。

三、治疗方法同上，力度加大深达骨膜上，保持力度和深度不变，把所有的肿胀面全部推揉一遍，尤其以僵硬发紧的筋腱为重点。

四、再以双手十指从其腘窝处开始向下捏拿推揉至脚跟，重复操作三次。

五、再以双手掌根重叠，用力按压在患者的右腿腹股沟动脉搏动处，直至其脚掌脚趾发白发凉时，突然松手，令其血液直冲而下，腿脚发热，重复操作三次。

【效果】

经一次治疗后，患者伤腿的活动范围明显变大，发黑发硬的皮肤开始泛红，皮肤及筋腱明显变松软，腘窝处的瘀血由暗黑变为泛红并向小腿下发散。

二诊至八诊，治疗方法同上，至八诊后，患者膝盖肿胀完全消失，关节活动正常，已经可以正常走路及上下楼梯且没有任何的不适。治愈。

【思考分析】

对于骨折伤后的康复，贯通气血是治疗的根本大法，无论面对肿胀、僵硬、瘀血、疼痛的哪些症状，也不论使用何种的治疗方法，都要围绕这个核心，本立则道生，一旦气血畅通，所有的症状都会迎刃而解。

在具体操作时，一般要遵循先推揉捏拿其瘀堵的局部以祛邪实，再行截压松放其血气以补亏虚的顺序为好。

案四

某男，职工

两个月前被摩托车从背后撞在右小腿上，造成小腿胫骨腓骨骨折，前医予夹板固定，辅以中药内服、外敷、烫洗，经六十余日，骨痂无明显生长，患部仍有血肿疼痛，大腿肌肉萎缩，卧床。

【望诊】

患者年龄二十多岁，身高约一米六左右，躺卧在床上，右小腿肿胀，皮肤发黑。

【问诊】

两个月前被一辆摩托车从后面撞在右小腿上，当场造成右小腿胫骨腓骨骨折，前医予手法复位后夹板固定，辅以中药内服、外敷、烫洗，经六十余日，骨痂无明显生长，患部仍有血肿疼痛，大腿肌肉萎缩。

【触诊】

膝关节略有肿胀，无痛点；

腘窝处略有肿胀和瘀血，无痛点；

整个小腿肿胀比萎缩的大腿要粗，发硬暗紫，骨折处有明显疼痛感，其他地方胀而不痛；

脚踝和脚背肿胀，皮肤青紫，无痛点；

小腿无创口。

【诊断】 骨折后瘀血未除，气滞血瘀

【治疗】

一、患者仰卧，腘窝处放置一个枕头，使右腿处于放松状态。我以双手拇指放置在其膝盖下小腿肿胀的上边沿，指尖朝向其脚掌方向，以较轻的透过皮面即止的力度，保持力度和深度不变，向下直线推揉，过脚踝和脚背至脚趾为止。此操作要把小腿前部和内外两侧所有的肿胀面全部推揉一遍，且只能从上向下推，不能反推。

二、治疗方法同上，力度加大至深入肌肉中间，保持力度和深度不变，把上述部位全部推揉一遍。

三、治疗方法同上，力度加大深达骨膜上，保持力度和深度不变，把上述部位全部推揉一遍，尤其以僵硬发紧的筋腱为重点。

以上推揉均绕过骨折处，不在骨折点上直接推揉。

四、再以双手十指从其腘窝处开始向下捏拿推揉至脚跟，重复操作三次。

五、再以双手掌根重叠，用力按压在患者的右腿腹股沟动脉搏动处，直至其脚掌脚趾发白发凉时，突然松手，令其血液直冲而下，腿脚发热，重复操作三次。

【效果】

经一次治疗后，患者告知伤腿像烤了火似的，从骨头里暖出来。发黑发胀的小腿开始发皱泛红，明显小了一圈，皮肤及筋腱明显变松软，腘窝处的肿胀明显消退，瘀血由暗黑变为泛红并向小腿下发散。

二诊至十四诊，治疗方法同上，至十四诊后拍片检查，骨折处骨痂形成良好。患者小腿肿胀完全消失，已经可以在室内正常行走。嘱咐患者在室内练习走路并加强小腿肌肉锻炼。治愈。

【思考分析】

《素问·阴阳应象大论》云："气伤痛，形伤肿，故先痛后肿者，气伤形也；先肿后痛者，形伤气也。"气本无形，气主宣通运行，气伤则壅闭不通，不通则痛；血有形，形伤肿，形为实质组织，伤后皮肉筋骨受到损伤，血脉破裂出血而形成瘀血肿胀。临床上骨折者，多是气血两伤，肿痛并见。因此对于骨折伤后的康复，贯通气血是治疗的根本大法，无论面对肿胀、僵硬、瘀血、疼痛的哪些症状，也不论使用何种的治疗方法，都要围绕这个核心，本立则道生，一旦气血畅通，所有的症状都会迎刃而解。

在本案例治疗时，就是先推揉捏拿其瘀堵的局部，以祛邪实治其形伤，再行截压松放强通其血气，以通为补来达到治疗的目的。

案五

某女，退休干部

十五岁时参加运动会，起跑时发力过猛，导致踝关节骨折，经治疗后骨折痊愈，但出现了踝关节外侧疼痛的情况，几十年来无一日不在疼痛中度过，并且越来越痛，全国各大医院看了个遍，在解放军总医院会诊后建议做全脚掌关节固定和神经阻隔手术，患者不接受。

【望诊】

患者年龄五十多岁，身高一米七左右，身体壮实，拄双拐，左脚支撑力差，脚掌落地一闪而过。

【问诊】

十五岁时参加运动会短跑比赛，起跑时发力过猛，导致踝关节骨折，经治疗后骨折痊愈，但出现了踝关节外侧疼痛的情况，几十年来无一日不在疼痛中度过，并且越来越痛，全国各大医院看了个遍，在解放军总医院会诊后建议做全脚掌关节固定和神经阻隔手术，患者不予接受。

就诊时左脚掌严重内翻变形，踝关节红肿发热，活动范围严重受限，触地则剧痛，小腿肌肉萎缩并伴有静脉曲张。

【触诊】

小腿肌肉萎缩，筋腱发硬紧绷如弓弦；

踝关节内翻，基本不能自主转动，用手旋转关节时关节腔内剧痛，有一圈筋膜下坠在关节处，整个关节周围都有压痛感，外踝骨向外突出已接近地面；

脚掌冰凉，筋腱僵硬，趾间肌肉萎缩，筋腱和肌肉都有压痛感。

【诊断】踝关节陈旧性损伤，关节错位，小腿和脚掌肌肉失用性萎缩

【治疗】

患者靠坐在床上，左腿伸直，我以左手扣握住其脚后跟，右手扣握住其脚背，然后边同时用力牵拉，边令患者先极力蹬撑脚掌，再极力蹬撑脚跟，患者蹬撑之力和我牵拉之力相合，以拉伸开其踝关节。重复操作，力尽而歇。

【效果】

以此方法治疗约七个月，患者的症状消失，内翻的踝关节完全复位，关节活动角度正常，下坠在关节周围一圈的筋膜消失小腿和脚掌萎缩的肌肉已然恢复。扔掉双拐，能走路，小跑，蹬自行车。治愈。

【思考分析】

本案例患者的症状并不复杂，就是一个踝关节陈旧性损伤并错位，只

要令其关节复位即可。但由于其小腿静脉曲张，筋膜下坠在关节周围而无从下手。而且没有强有力的筋腱的保护，单纯把关节复位了也巩固不了，反而有可能会产生新的损伤。因此采用了患者的撑蹬与我的牵拉相结合的方式，而且主要以患者自力为主，我辅助。这样既能撑开错位的关节，同时也锻炼了肌肉，一举两得。

案六

某女，退休干部

站在凳子上晾衣服时失足跌倒，屁股着地，即觉腰部剧痛，不能动弹，经医院拍片确诊为胸椎第十二节压缩性骨折，建议卧床静养三个月，因为其儿子要在一个月后举行婚礼，心急如焚，求诊于余。

【望诊】

患者年龄五十多岁，身高约一米六左右，体型略胖，躺卧在床上，精神尚可，声音哑小，愁容满面。

【问诊】

今天早上站在凳子上晾衣服时，不注意脚底有水没有擦干，踩上去的时候脚下一滑，身体向后坐倒，屁股着地，即觉腰部剧痛，不能动弹，经医院拍片确诊为胸椎第十二节压缩性骨折，建议卧床静养三个月。

当下的症状是躺在床上不能动，一动伤口处剧痛，好像整个腰部和腹部都有串痛，平躺着的时候感觉伤处有一种空空的痛。腿脚可以贴床而动，不能抬动。

【触诊】

腹部肌肉正常，无痛点，腹腔无痛感；

胸廓肋骨正常，呼吸正常，无痉挛无痛点；

胸椎十二节处有明显的痛点，无肿胀，无皮下渗出；

腰部肌肉略为紧张，无结节，无痉挛；

脉沉细略紧。

【诊断】 胸椎十二节压缩性骨折，气虚气滞

【治疗】

患者右侧卧，我坐于其背后，右手拇指轻按在其伤处最痛点上，左手拇指按在其尾椎长强穴上，双手同步操作，行指针补法，紧按轻提，三次

一组，中间略有停顿，时间一小时。

【效果】

在治疗约二十分钟时，患者已沉沉入睡，全身因为疼痛而紧张的肌肉逐渐放松，至第二天中午醒来，足足睡了十八个小时。

至四诊时，患者已能坐着吃完一顿饭，也能站起来立定几分钟了。

至十二诊时，患者的活动能力进一步提高，已能在室内连续踱步二十分钟。

至二十诊时，患者的活动能力完全恢复，除了站立或行走时间长了（超过两小时）腰部会有些酸胀，其他症状完全消失。十天后如期为其儿子举办了婚礼。治愈。

【思考分析】

本案例患者的症状是压缩性骨折，但辨证为气虚气滞，"知犯何逆，随证治之"，故治疗时自始至终围绕这个核心来调理，右手拇指的指针补法是补其气虚，左手拇指的指针补法是通其督脉以气化滞，两手同时操作是通补兼施，边补边通，故也可以快速地达到不药而愈的效果。

案七

某女，干部

前一天傍晚出门散步，在电梯口前滑了一跤，屁股坐在地上，感觉到腰部剧痛，完全不能动弹，送医院检查，确诊为腰椎第一节压缩性骨折。

【望诊】

患者年龄四十多岁，身高约一米七左右，躺在床上。

【问诊】

前一天傍晚准备出门散步，电梯口不知道为什么有一滩水，没有留意就踩了上去，脚下一滑，一屁股坐在地上，当时就感觉腰部剧痛，直接就动不了了，叫了120救护车送到医院，检查确诊为腰椎第一节压缩性骨折，医院建议其住院观察几天，然后回家静养，患者考虑到家人照顾不方便，只住了一晚就回家了。

当下的症状是腰椎受伤的地方有一条痛感线，横穿整个腰部，一动就剧痛，抬头都拉扯着痛，腿脚可以活动，但不能抬举，不能翻身。

【触诊】

腹部肌肉略有紧张，无痛点；

胸廓肋骨肌肉筋膜正常，无痛点；

第一节腰椎处极为疼痛，拒按，周围肌肉紧张，身体以腰伤处为界好像分为两截；

抬头时腰椎第一节骨折处有拉扯痛感；

双腿屈膝立在床上时腰椎第一节骨折处并整个腰肌极为紧绷且有强烈的拉扯痛感。

【诊断】 腰椎第一节压缩性骨折，筋挛缩

【治疗】

一、患者仰卧，双腿伸直放松，我以两手拇指在其肝经行间穴处行指针泄法，轻按快提，提起时拇指离开穴位，三次一组，中间略有停顿，重复操作一小时。

二、患者仰卧，全身放松，两腿屈膝立于床上，我面对患者跪在其膝前，以双手掌扶在其膝部，把患者双膝合拢并向其身体方向极缓慢地推压，在推压过程中，要使患者两膝中间连线的中点正对其身体中线，推至患者感觉腰部疼痛时，不再向前推，扶紧其两膝保持不动，待其痛适应并减轻时，再慢慢放松压力，令其两膝退回并立置于床上，在放松退回过程中，也要保持患者的两膝连线中点正对着其身体中线。如此为一次，重复五十次。

【效果】

经一次治疗后，患者腰部伤处的疼痛感有所减轻，整个身体好像开始连成了一个整体。

至三诊后，患者已能在床上自己翻身。

至八诊后，患者已能坐在床边吃饭；

至十二诊后，患者已能自己在室内行走；

至二十诊后，到医院拍片复诊，骨痂形成良好。一切活动恢复正常。治愈。

【思考分析】

本案例患者腰椎第一节压缩性骨折，但辨证为筋挛缩，故治疗时以舒筋活络为治则。肝藏血，肝主筋，肝理气，故取肝经行间穴行指针泄法，

目的就疏肝舒筋养血理气。再推动双膝导引气血致患痛处，使被调动起来的气血快速准确地聚集，《灵枢·周痹》"痛则神归之，神归之则热，热则痛解"，痛解则筋舒，筋舒则气血活，从而达到治疗的目的。

晕 厥

案一

某男，学生

中午放学过马路时，不小心膝盖撞在路边花基的边角上，疼痛非常，即由家长带来就诊，在候诊时因过度疼痛而休克，即予点穴急救，几分钟后苏醒。

【望诊】

患者年龄十八岁，身高一米六左右，身体健硕，肌肉匀称，脸色青白，冷汗淋漓，意识尚清醒，由父亲撑扶而入。

【问诊】

患者自己回答，中午放学过马路时，不小心膝盖撞在路边花基边角上，痛到眼前发黑，无法自控，即由家长带来就诊。刚说到这里，患者突然呼吸急促，冷汗直流，已然休克过去。脉沉细，即予点穴急救。

【治疗】

患者仰卧，我以右手拇指按压在其百会穴上，行指针补法，紧按轻提，以一秒两次按提的频率，中间不停顿，连续不断的操作，两分钟后患者的呼吸开始放缓慢，冷汗渐收，五分钟后其呼吸恢复正常，冷汗已停止，面色由苍白逐渐变正常，神志开始恢复清醒，连续操作十分钟后，患者已基本恢复正常。再以双手拇指按压在其足三里穴上，行指针补法，紧按轻提，三次一组，每组间略有间隔，操作二十分钟，完全恢复。

碰伤的膝盖无创口破损，以拇指轻揉推按的手法作局部松解二十分钟，其痛感明显减轻，结束治疗。嘱咐患者回家后以活络油涂抹。

【思考分析】

本案例患者原本是前来诊治碰伤的膝盖，但在候诊时发生休克，救人要紧，先救命再治病。患者的休克从中医辨证为痛厥，以六阳经之汇聚点百会穴施术，快补大补的补气手法补其阳气，阳气来复即退阴霾，冷汗止，面色转，呼吸平，神气复，转危为安。

案二

某女，酒店洗碗工

某日患者在工作时突然晕倒，不省人事，我当时正在该酒店用餐，闻讯后即前往查看，见该患者躺在一同事怀中，两眼紧闭，脸色纸白，紧咬牙关，呼吸紧促，两手抽搐收紧，唤之不应，情况危急，即施解锁法救之。

触诊：脉细沉

【治疗】

一、解青龙锁，我立于患者背后以双手十指扣住其的双肩，左右手四指并拢微屈，与大拇指相对，用食指第一、二节指尖，与大拇指尖捏住肩筋的斜方肌，用劲捏拿提起并拧动。重复操作七次。

二、解返魂锁，我以双手十指扣拿住其腋窝前部大筋捏拿并拧动，再以双手十指扣拿住其腋窝中间大筋捏拿并拧动，再以双手十指扣拿住其腋窝后部大筋捏拿并拧动，如此为一次，重复操作七次。

【效果】

如此操作完毕，患者情况即刻缓解，呼吸转为平缓，抽搐停止，此时120救护车已到，即抬上车送往医院，当到达医院时患者已苏醒，经医院检查无异常，留院观察一天后出院。

【思考分析】

在伤科推拿技术中，认为人体自带救命的开关，叫八把半锁推拿法。本案例即是使用了开青龙锁和开返魂锁两项技术，此外还有开紫金锁、开白虎锁及开总锁。

该技术已经千年传承，过去只在武术伤科中秘传，是推拿急救的精华秘术，具有开通气机，理通血脉，畅通经络的功效。是闭证、痧症和突发受伤晕厥的救命大法。

开锁法实质上是开启气门，调通气机。气为血帅，血为气母，锁闭则气先闭，气不行则血凝；气行则血行，气血流畅，经络得以疏通，营卫得以调和，肌体正常功能得到恢复，就可达到救急治病的目的。

附　录

《黄帝阴符经》选录

观天之道，执天之行，尽矣。天有五贼，见之者昌。五贼在心，施行于天。宇宙在乎手，万化生乎身。天性，人也。人心，机也。立天之道，以定人也。天发杀机，龙蛇起陆；人发杀机，天地反覆；天人合发，万变定基。性有巧拙，可以伏藏。九窍之邪，在乎三要，可以动静。火生于木，祸发必克；奸生于国，时动必溃。知之修炼，谓之圣人。

天地，万物之盗。万物，人之盗。人，万物之盗。三盗既宜，三才既安。故曰："食其时，百骸理；动其机，万化安。"人知其神而神，不知不神之所以神也。日月有数，大小有定，圣功生焉，神明出焉。其盗机也，天下莫能见，莫能知。君子得之固躬，小人得之轻命。

瞽者善听，聋者善视；绝利一源，用师十倍；三反昼夜，用师万倍。心生于物，死于物，机在目。天之无恩，而大恩生。迅雷烈风，莫不蠢然。至乐性余。至静性廉。天之至私，用之至公。禽之制在气。生者死之根，死者生之根。恩生于害，害生于恩。愚人以天地文理圣，我以时物文理哲。自然之道静，故天地万物生；天地之道浸，故阴阳胜。是故圣人知自然之道不可违，因而制之。至静之道，律历所不能契。爰有奇器，是生万象。八卦甲子，神机鬼藏。阴阳相胜之术，昭昭乎进乎象矣。

黄帝内经 上古天真论

昔在黄帝，生而神灵，弱而能言，幼而徇齐，长而敦敏，成而登天。乃问于天师曰：余闻上古之人，春秋皆度百岁，而动作不衰；今时之人，年半百而动作皆衰者，时世异耶？人将失之耶？岐伯对曰：上古之人，其知道者，法于阴阳，和于术数，食饮有节，起居有常，不妄作劳，故能形与神俱，而尽终其天年，度百岁乃去；今时之人不然也，以酒为浆，以妄为常，醉以入房，以欲竭其精，以耗散其真，不知持满，不时御神，务快其心，逆于生乐，起居无节，故半百而衰也。

夫上古圣人之教下也，皆谓之虚邪贼风，避之有时，恬惔虚无，真气从之，精神内守，病安从来。是以志闲而少欲，心安而不惧，形劳而不倦，气从以顺，各从其欲，皆得所愿。故美其食，任其服，乐其俗，高下不相慕，其民故曰朴。是以嗜欲不能劳其目，淫邪不能惑其心，愚智贤不肖不惧于物，故合于道。所以能年皆度百岁而动作不衰者，以其德全不危也。

帝曰：人年老而无子者，材力尽邪？将天数然也？岐伯曰：女子七岁，肾气盛，齿更发长。二七而天癸至，任脉通，太冲脉盛，月事以时下，故有子。三七，肾气平均，故真牙生而长极。四七，筋骨坚，发长极，身体盛壮。五七，阳明脉衰，面始焦，发始堕。六七，三阳脉衰于上，面皆焦，发始白。七七，任脉虚，太冲脉衰少，天癸竭，地道不通，故形坏而无子也。丈夫八岁，肾气实，发长齿更。二八，肾气盛，天癸至，精气溢泻，阴阳和，故能有子。三八，肾气平均，筋骨劲强，故真牙生而长极。四八，筋骨隆盛，肌肉满壮。五八，肾气衰，发堕齿槁。六八，阳气衰竭于上，面焦，发鬓斑白。七八，肝气衰，筋不能动。八八，天癸竭，精少，肾脏衰，形体皆极，则齿发去。肾者主水，受五藏六府之精而藏之，故五脏盛乃能泻。今五脏皆衰，筋骨解堕，天癸尽矣，故发鬓白，身体重，行步不正，而无子耳。帝曰：有其年已老而有子者何也？岐伯曰：此其天寿过度，气脉常通，而肾气有余也。此虽有子，男不过尽八八，女不过尽七七，而天地之精气皆竭矣。帝曰：夫道者，年皆百数，能有子乎？岐伯曰：夫道者，能却老而全形，身年虽寿，能生子也。

黄帝曰：余闻上古有真人者，提挈天地，把握阴阳，呼吸精气，独立守神，肌肉若一，故能寿敝天地，无有终时，此其道生。中古之时，有至人者，淳德全道，和于阴阳，调于四时，去世离俗，积精全神，游行天地之间，视听八达之外，此盖益其寿命而强者也，亦归于真人。其次有圣人者，处天地之和，从八风之理，适嗜欲于世俗之间，无恚嗔之心，行不欲离于世，被服章，举不欲观于俗，外不劳形于事，内无思想之患，以恬愉为务，以自得为功，形体不敝，精神不散，亦可以百数。其次有贤人者，法则天地，象似日月，辨列星辰，逆从阴阳，分别四时，将从上古合同于道，亦可使益寿而有极时。

灵枢九针十二原

黄帝问于岐伯曰：余子万民，养百姓而收其租税。余哀其不给，而属有疾病。余欲勿使被毒药，无用砭石，欲以微针通其经脉，调其血气，荣其逆顺出入之会。令可传于后世，必明为之法。令终而不灭，久而不绝，易用难忘，为之经纪。异其篇章，别其表里，为之终始。令各有形，先立针经。愿闻其情。

岐伯答曰：臣请推而次之，令有纲纪，始于一，终于九焉。请言其道。小针之要，易陈而难入，粗守形，上守神，神乎，神客在门，未睹其疾，恶知其原？刺之微，在速迟，粗守关，上守机，机之动，不离其空，空中之机，清静而微，其来不可逢，其往不可追。知机之道者，不可挂以发，不知机道，扣之不发，知其往来，要与之期，粗之暗乎，妙哉工独有之。往者为逆，来者为顺，明知逆顺，正行无问。迎而夺之，恶得无虚，追而济之，恶得无实，迎之随之，以意和之，针道毕矣。

…………

凡用针者，虚则实之，满则泄之，宛陈则除之，邪胜则虚之。《大要》曰：徐而疾则实，疾而徐则虚。言实与虚，若有若无，察后与先，若存若亡，为虚与实，若得若失。虚实之要，九针最妙，补泻之时，以针为之。泻曰必持内之，放而出之，排阳得针，邪气得泄，按而引针，是谓内温，血不得散，气不得出也。补曰随之，随之意，若妄之，若行若按，如蚊虻止，如留如还，去如弦绝，令左属右，其气故止，外门已闭，中气乃实，必无留血，急取诛之。持针之道，坚者为宝，正指直刺，无针左右，神在秋毫，属意病者，审视血脉，刺之无殆。方刺之时，必在悬阳，及与两卫，神属勿去，知病存亡。血脉者，在腧横居，视之独澄，切之独坚。

夫气之在脉也，邪气在上，浊气在中，清气在下。故针陷脉则邪气出，针中脉则浊气出，针太深则邪气反沉，病益。故曰：皮肉筋脉，各有所处，病各有所宜，各不同形，各以任其所宜，无实实，无虚虚，损不足而益有余，是谓甚病，病益甚。取五脉者死，取三脉者恇；夺阴者死，夺阳者狂，针害毕矣。

刺之而气不至，无问其数。刺之而气至，乃去之，勿复针。针各有所宜，各不同形，各任其所。刺之要，气至而有效，效之信，若风之吹云，明乎若见苍天，刺之道毕矣。

黄帝曰：愿闻五脏六腑所出之处。岐伯曰：五脏五腧，五五二十五腧；六腑六腧，六六三十六腧。经脉十二，络脉十五，凡二十七气以上下，所出为井，所溜为荥，所注为腧，所行为经，所入为合，二十七气所行，皆在五腧也。节之交，三百六十五会，知其要者，一言而终，不知其要，流散无穷，所言节者，神气之所游行出入也，非皮肉筋骨也。

睹其色，察其目，知其散复。一其形，听其动静，知其邪正。右主推之，左持而御之，气至而去之。

凡将用针，必先诊脉，视气之剧易，乃可以治也。五脏之气已绝于内，而用针者反实其外，是谓重竭，重竭必死，其死也静。治之者，辄反其气，取腋与膺；五脏之气，已绝于外，而用针者反实其内，是谓逆厥，逆厥则必死，其死也躁，治之者，反取四末。刺之害中而不去，则精泄；害中而去，则致气。精泄则病益甚而恇。致气则生为痈疡。

五脏有六腑，六腑有十二原，十二原出于四关，四关主治五脏，五脏有疾，当取之十二原，十二原者，五脏之所以禀三百六十五节气味也。五脏有疾也，应出十二原，而原各有所出。明知其原，睹其应，而知五脏之害矣。阳中之少阴，肺也，其原出于太渊，太渊二。阳中之太阳，心也，其原出于大陵，大陵二。阴中之少阳，肝也，其原出于太冲，太冲二。阴中之至阴，脾也，其原出于太白，太白二。阴中之太阴，肾也，其原出于太溪，太溪二。膏之原，出于鸠尾，鸠尾一。肓之原，出于脖胦，脖胦一。凡此十二原者，主治五脏六腑之有疾者也。胀取三阳，飧泄取三阴。

今夫五脏之有疾也，譬犹刺也，犹污也，犹结也，犹闭也。刺虽久，犹可拔也；污虽久，犹可雪也；结虽久，犹可解也；闭虽久，犹可决也。或言久疾之不可取者，非其说也。夫善用针者，取其疾也，犹拔刺也，犹雪污也，犹解结也，犹决闭也，疾虽久，犹可毕也。言不可治者，未得其术也。

刺诸热者，如以手探汤，刺寒清者，如人不欲行。阴有阳疾者，取之下陵三里，正往无殆，气下乃止，不下复始也。疾高而内者，取之阴之陵泉；疾高而外者，取之阳之陵泉也。

大医精诚

（选自孙思邈《备急千金要方》）

张湛曰："夫经方之难精，由来尚矣。"今病有内同而外异，亦有内异而外同，故五藏六府之盈虚，血脉荣卫之通塞，固非耳目之所察，必先诊候以审之。而寸口关尺，有浮沉弦紧之乱；俞穴流注，有高下浅深之差；肌肤筋骨，有厚薄刚柔之异。唯用心精微者，始可与言于此矣。今以至精至微之事，求之于至粗至浅之思，其不殆哉！若盈而益之，虚而损之，通而彻之，塞而壅之，寒而冷之，热而温之，是重加其疾，而望其生，吾见其死矣。故医方卜筮，艺能之难精者也，既非神授，何以得其幽微？世有愚者，读方三年，便谓天下无病可治；及治病三年，乃知天下无方可用。故学者必须博极医源，精勤不倦，不得道听途说，而言医道已了，深自误哉！

凡大医治病，必当安神定志，无欲无求，先发大慈恻隐之心，誓愿普救含灵之苦。若有疾厄来求救者，不得问其贵贱贫富，长幼妍媸，怨亲善友，华夷愚智，普同一等，皆如至亲之想，亦不得瞻前顾后，自虑吉凶，护惜身命。见彼苦恼，若己有之，深心凄怆，勿避崄巇、昼夜、寒暑、饥渴、疲劳，一心赴救，无作功夫形迹之心。如此可为苍生大医，反此则是含灵巨贼。自古名贤治病，多用生命以济危急，虽曰贱畜贵人，至于爱命，人畜一也。损彼益己，物情同患，况于人乎！夫杀生求生，去生更远。吾今此方所以不用生命为药者，良由此也。其虻虫、水蛭之属，市有先死者，则市而用之，不在此例。只如鸡卵一物，以其混沌未分，必有大段要急之处，不得已隐忍而用之。能不用者，斯为大哲，亦所不及也。其有患疮痍、下痢，臭秽不可瞻视，人所恶见者，但发惭愧凄怜忧恤之意，不得起一念蒂芥之心，是吾之志也。

夫大医之体，欲得澄神内视，望之俨然，宽裕汪汪，不皎不昧。省病诊疾，至意深心，详察形候，纤毫勿失，处判针药，无得参差。虽曰病宜速救，要须临事不惑，唯当审谛覃思，不得于性命之上，率尔自逞俊快，邀射名誉，甚不仁矣！又到病家，纵绮罗满目，勿左右顾眄，丝竹凑耳，无得似有所娱，珍馐迭荐，食如无味，醽醁兼陈，看有若无。所以尔者，夫一人向隅，满堂不乐，而况病人苦楚，不离斯须，而医者安然欢娱，傲然自得，兹乃人神之所共耻，至人之所不为，斯盖医之本意也。

夫为医之法，不得多语调笑，谈谑喧哗，道说是非，议论人物，炫耀声名，訾毁诸医，自矜己德，偶然治差一病，则昂头戴面，而有自许之貌，谓天下无双，此医人之膏肓也。

············

所以医人不得恃己所长，专心经略财物，但作救苦之心，于冥运道中，自感多福者耳。又不得以彼富贵，处以珍贵之药，令彼难求，自炫功能，谅非忠恕之道。志存救济，故亦曲碎论之，学者不可耻言之鄙俚也。

后　记

　　这本小册子为余之病案笔记，意在留点资料储备，以免年久遗忘，并自娱之。今蒙学苑出版社及黄小龙先生垂爱，予出版发行，惊喜之余甚感惶恐。为不负众望，悬梁刺股，数易其稿，将诊治之过程和盘托出。读者诸君若阅有所得，则幸甚。

　　张敏志先生为全书作文字校验，并拨冗为序；陈星强先生包揽电脑工作；张敏奇先生操盘拍照；更有张寒露女士、张阳春女士、林涛先生的鼎力相助，在此一并致以衷心的感谢！

　　本人才疏学浅，书中难免有错漏和不当之处，敬请读者诸君不吝赐教！

陈志军

2020 年 9 月